ダメージを
受けた
免疫細胞を
活性化させる

がんを
再発・転移させない
免疫活性力

生活情報研究会 編

はじめに

がんを再発・転移させないために

がんを宣告されるとほとんどの場合、標準治療といわれる3大療法（外科手術、抗がん剤、放射線療法）を受けることになります。

主に手術を第一選択肢とし、放射線治療や抗がん剤治療を組み合わせて行われるこの治療法は「現在利用できる最良の治療であることが示されている推奨治療」とされており、がんを攻撃することだけを目的とした治療法で、画像診断で検出可能な腫瘍だけを処置する考え方を基本に組み立てられています。

がん腫瘍を直接攻撃することで他の健康な細胞や免疫システムにダメージを与えてしまうことや、そのダメージが悪性度の高い転移・再発がんの発生要因になるということについてはあまり重要と考えていないように思えます。

標準治療が大切な免疫システムにダメージを与えることへの配慮が欠けているのではないでしょうか。その結果、ダメージを受けた免疫システムが微細ながん細胞を見逃してしまい、生き残ったがん細胞が勢いを得て再発し全身に広がり手に負えなくなるのではないか。

がん細胞を叩いても、体内でがんを抑える免疫システムの免疫細胞に打撃を与えてしまえば結局、がんの勢いを止めることができなくなってしまうのです。

そんな矛盾を抱える医師研究者によって免疫システムにダメージを与えることなく、免疫細胞を活性化させてがんの治療を行う「免疫療法」の研究がなされ多くの試みが行われてきました。

ノーベル賞を受賞した「夢の治療法」

そんな中、昨年ノーベル医学生理学賞に輝いたのが、京都大学の本庶佑博士らの地道な研究から生まれた「免疫チェックポイント阻害剤・オプジーボ」という免疫細胞を活性させる新薬です。

この「オプジーボ」は、直接がん細胞を攻撃するのではなく、本来の免疫システムを再活性化することでがん細胞を攻撃排除させるという新しい治療法です。

３大療法では外部からの力（手術・抗がん剤・放射線）によってがんを治療するのに対し、「オプジーボ」による免疫療法ではもともと体に備わっている免疫力（免疫細胞）を活性してがん細胞と闘わせます。私たち自身が持つ免疫細胞の活性を高めるので、効果が長期間持続することと副作用がないことが最大の利点です。

「オプジーボ」は、２００８年から治験が始まり、がん腫瘍切除術の根治が期待できない末期のがん患者に使用したところ、わずかな期間でがん細胞が消滅するという劇的な効果を出し、その後も多くのがん患者に効果が認められたのです。その結果２０１４年に承認され同年９月には本格的な販売が開始されるという医薬品としては異例の早さでした。

しかし、残念なことにこれほど安全で効果のある夢の治療薬ですが、すでに治療を終え、再発・転移しないように、させないようにと日々努力している人たちに適用できるかは疑問です。現在オプジーボのような新薬を治療に使うことのできる医師や病院は制限され、まだまだ誰にでも使ってもらえる薬ではないというのも事実です。治療薬として普通に使用できるまでには、おそらく数年はかかるのではないでしょうか。

本書で紹介しているキノコ由来のβ-グルカンを利用した免疫活性食品も、人が本来持つ免疫力を活性化するという免疫活性のがん治療アプローチです。

今、がんの再発・転移の不安を抱えたまま生活をしているのであればしっかりと治すためにも、免疫細胞の活性を高める健康食品や代替療法も取り入れてがん体質そのものを改善するべきです。それこそが、がんの完治を目指す唯一確実な方法だと考えます。

本書の第3章では、がんに罹患し現在も闘っている方、がんから解放された方の体験談、がん患者さんのお身内のお話しを紹介しております。とても参考になる内容ですので是非お読みいただきたいと思います。

2019年　春吉日

生活情報研究会

がんがんを再発・転移させない免疫活性力◆目次

第2章　免疫活性を高める

がん細胞を抑える免疫の力

第3章 体験談

〈電話対応記録〉

付録

※本書は「がんを再発・転移させない」（２０１６年11月ごま書房新社刊）に加筆・再編集したものです。

※取材協力・資料提供
複合活性アガリクス研究会
　免疫の活性療法がノーベル医学生理学賞を受賞し、免疫活性を高める機能性食品が改めて注目される中、複合活性アガリクスの普及活動を行っている。

第1章

がん治療に対する疑問

本書の目的

がんと宣告され「つらい思いをして治療を受けたにもかかわらず、なぜがんは再発・転移して亡くなる人がいるのか」こんな疑問を持つ人も多いのではないでしょうか。

これががんという病の怖さなのです。いかに現代医療が進んでいるとはいえ、いまだにがんという病を抑え込むまでに至っていないのが現状です。

そして、今や2人に1人ががんになってしまうという異常事態であることも間違いない事実として目の前にあります。

でも人は、自分ががんになるかも知れないとわかっていても、現実にがんにかからない限り、予防のために、生活習慣を変えたり費用を払う人は少ないと思います。

ほとんどの場合、がんと宣告されてから不摂生だった生活を反省したり、これからどうすればいいのだろうと考えたりするのが普通です。がんと宣告されてから過去を悔んでみても仕方ありません。

本書は、がんにならない知恵や知識をまとめた予防のための本ではありません。本書では、がんとのつらい闘病生活を終えた方、現在も治療を続けている方、さらに、医師から「寛解」と言われたが再発・転移が不安だと思っている方たちにお読みいただきたいと思います。がん治療でダメージを受けた免疫細胞を活性化させ、「がんの再発・転移をしない、させない」ための免疫活性の紹介と、がん体質を変える提案をしています。

免疫力を弱めていた3大療法の問題点

がん細胞を攻撃排除する「免疫活性」のお話の前に、まずはがんの「標準治療」といわれる３大療法についての問題点を簡単にご説明します。

【外科療法】

がんの腫瘍や周辺の臓器に転移したものを切除するために行う治療法です。手術によりがんの病巣を取り除きますが、目的の腫瘍を全摘出しきれないという懸念も残ります。また、体にメスを入れるため全身へのダメージが大きく、弱まっている免疫力をさらに弱めてしまいます。また患部を切除することにより臓器や体の機能の一部を失うこともあります。

【化学療法】

点滴や注射、内服液で抗がん剤を体内に入れ、がん細胞を死滅させたり、腫瘍を小さくして手術をやり易くしたりする治療法です。がん細胞だけでなく健康な細胞も攻撃してしまうため、吐き気や、抜け毛などの副作用が大きく、免疫細胞の免疫力も低下させてしまうため再発・転移のリスクが増すという矛盾があります。

【放射線療法】

X線やγ線といった放射線を腫瘍に直接照射してがん細胞を死滅させる治療法です。近年、高度な機器の誕生で小さながん細胞にも正確に照射できるようになりました。温存治療の要望が多い部位や、手術のできない脳幹の腫瘍などに使われますが、放射線障害が出たり放射線で治療した同じ場所に再発がみられた場合、同じ放射線治療ができないという弱点があります。

がんの標準治療法であるこの３大療法はがんに対する治療法として確立され、臨床例も数多くあるのですが、この３大療法でがんを完治させることができるかというと、残念ながらそういう結果にはなっていないという現実があります。

「免疫活性療法・オプジーボ」の誕生

最近では、３大療法による身体へのダメージが患者のＱＯＬ（生活の質）を低下させ、がんの再発・転移のリスクを高めているのではないかという疑問を持たれるまでになっています。そのため多くの医療従事者に、「違う治療法はないか」と考えさせるきっかけにもなっていました。

そこで、３大療法だけでなく、体にダメージを与えずにがんを抑え込む治療法を統合的に研究する動きが出てきていたのです。

中でも、長い歴史がありながら現代医学の世界では〝日陰者扱い〟されてきた「伝承療法」をはじめとした代替療法も、改めて研究の対象となり、がん抑制遺伝子の働きや免疫の働きに軸足をおいた様々な研究が進められてきました。

その結果、日本人の医学者本庶佑博士が、「人が生まれながらに備わっている免疫システムを活性させてがん細胞を抑え込む」という免疫活性療法でノーベル医学生理学賞受賞という快挙をあげたのです。

3大療法を超える「第4の治療法」として今、世界中から注目されているのです。それが「免疫チェックポイント阻害剤・オプジーボ」です。

「オプジーボ」とは

「免疫チェックポイント阻害剤・オプジーボ」は、2008年に効果や安全性を調べるために、肺や大腸などのがんが転移し、打つ手がないとされていた患者17人を対象に治験を始めたところ、その中の悪性黒色腫の末期患者は、投与が始まると徐々にがんが縮小し、わずかな期間でがんは全て消え投薬を終えた。転移した場合の5年生存率は約１割にとどまるというがんだったそうです。

想像を超える劇的な効果が認められ、２０１４年7月に承認されると同年9月には販売が開始されるという医薬品認可としては異例の速さでした。

その後、他のがんにも適用を拡大し、今では肺がんや胃がんなど7種類のがんで画期的な効果を上げ、国内では約４割海外では約6割の患者に効果が出たという報告もあるほどです。

従来の抗がん剤が強い薬効でがん腫瘍を直接攻撃するのに対して、オプジーボは、免疫システム（体の中に侵入してきたウイルスや細菌、がんの芽などの異物を攻撃排除する免疫細胞群）をすり抜けたがん細胞やがんの腫瘍を薬の力に頼らずに、自分の免疫細胞を活性強化することで退治させるという治療法です。

従来の抗がん剤と比べて免疫細胞にダメージを与えることがなく治験では副作用といっても軽い倦怠感《けんたい》、発疹、吐き気などがある程度だと報告されています。

承認が下りた当初は、１００ミリグラムで約73万円という高価格で、患者１人当たりで換算すると年間約３５００万円にもなる超高額なもので、一般のがん患者が賄いきれる金額ではありませんでした。

現在では、高額療養費制度によって実際の負担額は最大でも月額25万円程度、平均すると患者自身の負担は月々10万円程度とされていますが、年間にすれば１００万円を超える負担です。それだけでなく高額な費用が保険財政を圧迫することが懸念されている状況です。

皮肉な話ですが、がん患者は増え続けるのであと数年もすれば薬価はさらに引き下げられるのではと、おかしな期待のされ方をしています。

新たな免疫活性がん治療剤

がんの標準治療といわれる3大療法では、手術・抗がん剤・放射線を使ってがんを治療するのに対し、「オプジーボ」は、免疫システムの免疫細胞たちの活性を高めることでがん細胞を攻撃排除させる治療薬として承認され注目を集めています。

「オプジーボ」は、標準治療法のように免疫細胞にダメージを与えることがなく他の治療と比べて効果が長期間持続するという特徴がある免疫活性療法なのです。少し回りくどい説明になりますが、オプジーボはがん細胞を直接攻撃する薬品ではなく、免疫細胞の力を活性化して、がん細胞に対する本来の攻撃性を取り戻させ抗腫瘍効果を発揮させる免疫活性薬なのです。

がん細胞は、異常細胞であり、もともとは自分の細胞ですから、ダメージを受け判断力の弱くなった免疫細胞に対して、自分は敵ではないというような顔をしてすり抜ける知恵を持っています。

そんな別の生き物のように行動するがん細胞を見つけ出すためには免疫細胞が活性化して元気でなければなりません。

手術や抗がん剤、放射線療法で大きなダメージをうけてしまっている免疫細胞では見分けることが難しいのです。その結果、すり抜けたがん細胞があちこちの臓器に取り付き再発や転移を繰り返してしまうのです。

オプジーボは、弱っている免疫細胞の力をよみがえらせ、がん細胞のすり抜けを阻止して攻撃排除する画期的な治療薬ですが、実はオプジーボと同じ免疫活性療法は以前から存在していたのです。

たとえば、サメ軟骨、海藻類、穀物抽出製剤や、キノコ製剤、本書でご紹介している複合活性アガリクスの免疫活性物質（β－グルカン）を使用した「免疫活性食品」などです。

これらもやはり、自身の持つ免疫力を使った療法なので、3大療法の手術・抗がん剤・放射線のように免疫細胞にダメージを与えることはありません。免疫細胞の機能を最大限に高めてがんに対する攻撃力を強める物質も豊富に含まれています。

今まで、免疫活性食品に対する医学者の見方は批判的でしたが、免疫療法オプジーボの登場、さらにノーベル賞受賞を境に「免疫活性食品」の有効性の正しさも評価されてくるのではないでしょうか。

本書で紹介している、キノコ由来のβ－グルカンの複合活性アガリクスを使用した免疫活性食品も、まさに免疫システムの活性を高める免疫療法なのです。

がん体質をつくるのは自分自身

ご存知の通り異常細胞の塊が悪性腫瘍のがんですが、この塊は昨日や今日に突然できたわけではありません。異常細胞が発生してから腫瘍に育つまでには10年から15年といわれております。

それまでは、ほとんど症状のないまま進行するのががん細胞です。がん発生の最大の原因は、悪しき生活習慣の積み重ねで作られたがん体質です。がん体質の中で免疫力の弱ってしまった免疫細胞の攻撃をすり抜けて腫瘍になるのです。

がん体質になる要因は、お酒をたくさん飲む・たばこを長期間吸っている・食事は肉や脂質が多く野菜をあまり食べない・加工食品をよく食べる・味の濃いものを好む・ストレスを感じている・生活が不規則・運動不足・睡眠不足・肥満であるなど、ほとんどの方が思い当たるものばかりだと思います。

その長い間の不摂生で免疫システムをつかさどる免疫細胞群の攻撃能力が弱まったため、本来は攻撃排除されるがん細胞がすり抜けて臓器に取り付き腫瘍化していくというわけなのです。ストレス社会といわれる最近の社会状況では、がん体質にならないほうがおかしいといえるかも知れません。

今までの治療法では治らない、治せないのは当然のこと

がんはなぜ治療が難しいのでしょうか。がんは細菌やウイルスが外部から進入したことが原因で引き起こされる病気ではなく、私たちの体を構成している自分の細胞が何らかの原因で変異することで発症する特異な病気だからなのです。

がんが発見されて手術でがん腫瘍を切り取ったり、抗がん剤や放射線でがん細胞を攻撃するということは、変異したとはいえいうまでもなく自分自身の細胞を攻撃していることになります。がん細胞を攻撃することは自分自身の健康な細胞や免疫をつかさどる免疫細胞にもダメージを与えその活力を奪ってしまうということなのです。脱毛や吐き気、全身の倦怠感、免疫細胞の減少などがそのいい例です。

その結果、治療が終わっても免疫細胞の活性が弱った体に、わずかでも生き延びたがん

細胞があれば、再発や転移という形で再びあらわれるわけです。再発や転移したがんは治りにくい、治しにくいと言われますが、免疫細胞がダメージを受けたままでは、治らない治せないのは当然のことです。

免疫細胞群の活躍

私たちの体は、細胞の遺伝子が正しい情報を伝えることで新陳代謝が行われ、細胞が生まれ変わり内臓や体の組織や髪の毛から肌の色までが新しい健康な細胞で継承されていくのです。ところが、何らかの原因で突然変異を起こす細胞が生まれ異常に増殖すると異常細胞の塊であるがん細胞に変質します。

こうした変異細胞は健康な人でも通常１日数千個という単位で発生しています。わずか１日で数千個となると恐ろしいように思われますが、人間の体は60兆個という膨大な細胞でできていますから、60兆個の細胞の内の数千個という単位は本来驚くほどの数ではありません。

生まれつき体に備わっている免疫システムが機能していれば、異物であるがん細胞を攻撃排除してくれていますから大事に至らないのです。

血液を構成する細胞

「免疫」は、自己と非自己（ウイルスや病原菌）を区別して非自己を排除することで自分の体を守るという重要な防御システムですが、この防御システムを担っているのが、血液を構成する細胞のひとつである白血球です。白血球とは、図にあるようにいくつかの層に分かれている血液内にあります。

図にある一番下の層が赤血球で、赤血球の中にはヘモグロビンが含まれています。ヘモグロビンは血液が肺を通過する際に酸素を取り込んで体内の細胞へ届ける役目を持っています。ヘモグロビンは酸素と結合すると鮮明な赤色になります。血液が赤く見えるのはそのためです。

一番上の層が血液全体の約60％を占める血漿です。血漿にはたんぱく質などの栄養成分

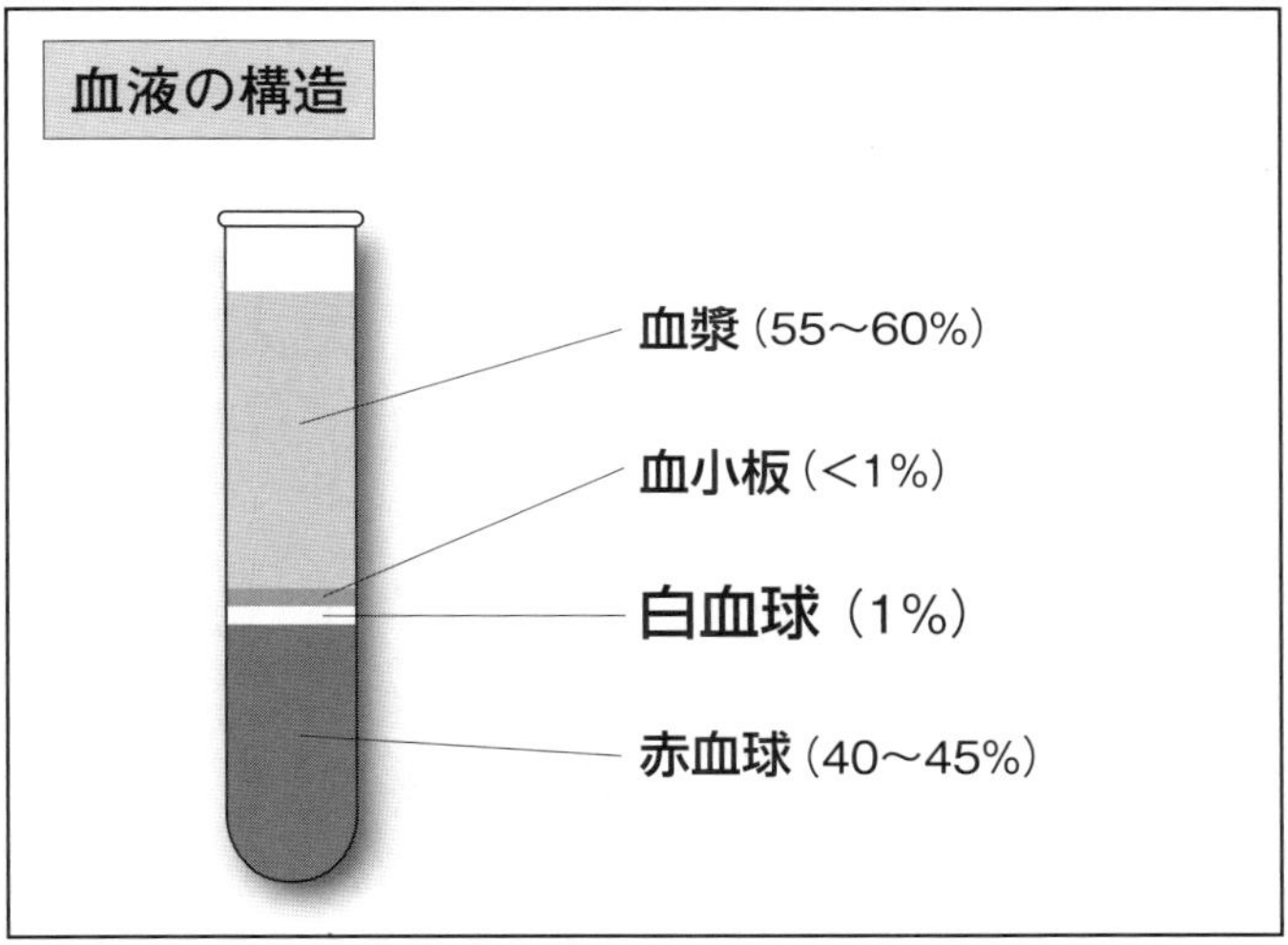

を含みますがほとんどが水分です。そして血漿層と赤血球層の間に白血球と血小板があります。血液中の細胞の数でいうと両方を合わせても赤血球の５００〜１０００分の1で、血液１ミリ立方の中に約４０００個から１００００個と少ないですが様々な性質を持っています。

白血球の分類と解説

がん細胞を見つけて攻撃排除してくれる免疫システムの主体が白血球です。白血球は、血液に含まれる細胞成分のひとつで、がん細胞のような異物を見つけるとそれらを攻撃排除する力を備えた免疫細胞群を持っています。

さらに免疫細胞の機能は2つあり、その一つは「自然免疫システム」といい、生まれつき備わっている免疫です。外敵である異物の侵入に対して初期段階で撃退するシステムです。

2つ目は「獲得免疫システム」で、ウイルスや病原体、異常細胞（がん細胞）など、自然免疫システムで処理しきれない敵の特徴を情報として受け取り免疫力を活性強化した免疫細胞群です。組織的な対応で無害化して排除します。

白血球を分類すると、顆粒球（好中球、好酸球、好塩基球）、リンパ球（T細胞・B細胞・NK細胞）、単球（マクロファージ）、樹状細胞があります。

《顆粒球》

細胞は殺菌作用のある成分を含んだ「顆粒」を持っています。好中球、好酸球、そして好塩基球の3種類に分けられます。

・好中球

主に生体内に侵入してきた細菌や真菌類を貪食殺菌し感染を防ぐ役割

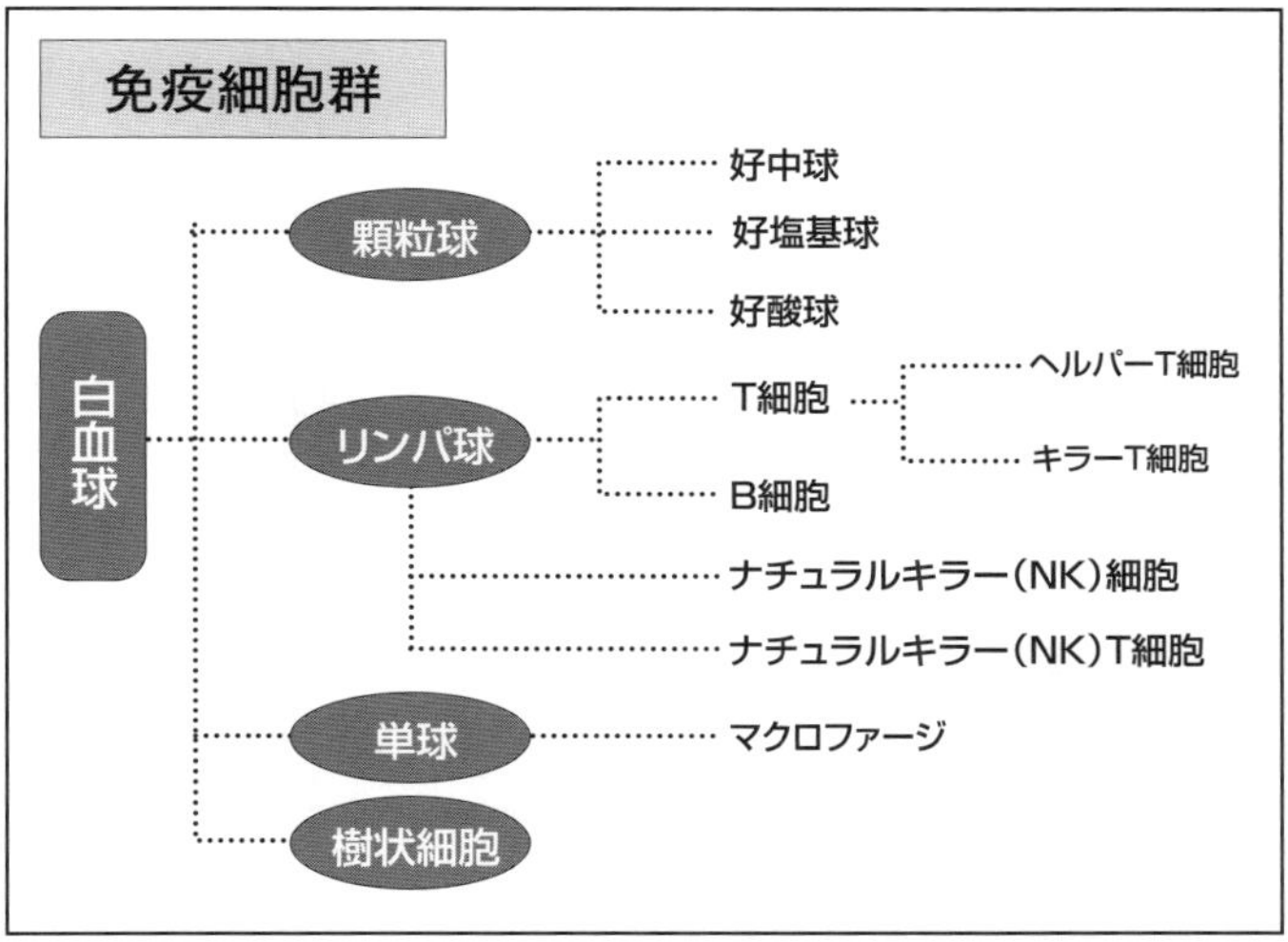

・好酸球

アレルギー性疾患や寄生虫病のときに数が増す好酸性白血球

・好塩基球

貪食作用を持たず、好中球を抗原の場所へ誘導する機能を持つ

・単球（マクロファージ）

アメーバ状の細胞で体の中に侵入してきた細菌やウイルス、血管内にたまった老廃物までなんでも取り込んで貪食処理（どんしょくしょり）します。また、抗原の情報を他の免疫細胞に伝えたり、免疫細胞を活性化させるサイトカイン産生にも関与します。

《リンパ球》

・T細胞

ウィルスなどに感染した細胞を見つけて攻撃排除する免疫細胞で3種類あります。

1 キラーT細胞

樹状細胞から異物の情報（抗原）を受け取り、ウィルスに感染した細胞やがん細胞にとりつき排除するキラー「殺し屋」の働きを持っています。

2 ヘルパーT細胞

樹状細胞やマクロファージから異物の情報（抗原）を受け取り、サイトカインなどの免疫活性化物質などを産生して攻撃の戦略をたてて指令を出します。

3 制御性T細胞

キラーT細胞が正常細胞に過剰な攻撃をしないように、キラーT細胞の働きを抑制したり免疫反応を終了に導く働きを持っています。

・B細胞

抗体を産生する免疫細胞で造血幹細胞から作られ、樹状細胞の指令を受けると、種類が決まった外敵や異物だけを攻撃する抗体を作ります。

・NK（ナチュラルキラー）細胞

T細胞とは異なり、他からの指示を受けずに常にからだの中をパトロールして外敵や異物を発見すると攻撃をしかけます。

《樹状細胞》

樹木の枝のような突起がいくつもある形態をしているため名付けられた免疫細胞の一つで体内に侵入したウイルスなどの抗原を取り込んで、T細胞に抗原の情報を伝え免疫細胞を活性化させ異物を攻撃させます。

新たながん治療の方向性が見えた

がん細胞は元をただせば自己の細胞ですから、免疫細胞が自分自身でもある自己細胞（がん細胞）を攻撃するはずがない。だからがんは完全には撲滅できないと考えられてきました。しかし、研究者によって、免疫細胞を活性化させるとＮＫ細胞はがん細胞を見つけて近づき、がん細胞の細胞壁に穴を開けてがん細胞を枯死自滅させるという一連の動きを確認されたのです。

これによって、それまで難しいと考えられていたがん細胞を撃退する免疫細胞の働きを実際に証明できたのです。研究が進むにつれ、活性化した免疫細胞ならば、がん細胞が作る特殊なタンパクを感知し、がん細胞を自己ではないと認識して攻撃を加えアポトーシス（自滅）させるということが明らかになったのです。

この事実から、何らかの方法で免疫細胞を活性化すれば、ＮＫ細胞やキラーＴ細胞、あるいはマクロファージの能力が倍加してがん細胞を撃退自滅させる、免疫活性療法という新たながん治療の方向性が見えてきたのです。それが「免疫活性療法・オプジーボ」の開発ににつながったといっても過言ではないでしょう。

免疫力を弱めてしまう原因

このように、活発な活動を続けるはずの免疫細胞群も、３大療法で大きなダメージを受けがん細胞を阻止できないほど弱ってしまうと、運よく手術が成功しても、免疫システムをつかさどる細胞たちの活力は極限まで落ちてしまいますから、がん細胞を見つけても攻撃排除する力も落ちています。そんな免疫システムのすきを突き、血液やリンパの流れに乗って免疫力の弱っている臓器にとりつき再び増殖して悪性腫瘍（がん）となり再発や転移をしてしまうのです。

がん細胞を発症させる大きな原因としては、がん体質が挙げられますが、術後のがん再発・転移の原因は、がんを治すべく行われた治療による免疫細胞群に与えたダメージにもあるのです。

抗がん剤治療は、現在がん細胞の増殖を抑えるもっとも有効な手段とされていますが、実は、抗がん剤治療では免疫機能を持つ大切な白血球を激減させてしまいます。抗がん剤治療によって白血球の数が減少しますから、当然免疫細胞群も減少するということになるので、がんに対抗する免疫力が落ちるのは当たり前です。

抗がん剤の投与治療では必ず休止期間を設けていますが、これは抗がん剤でダメージを受けた白血球の回復をはかり治癒力の低下を防ぐのが目的だったのです。まさに本末転倒の治療を続けてきたと言えます。

3大療法だけでは対処しきれない

このようにがん細胞を攻撃排除する目的の抗がん剤の投与が、がんの再発・転移を助けていたという矛盾を抱えていることも知っておく必要があります。多くの人が持っていた疑問「集団検診や定期健康診断によってがんの早期発見が定着し3大療法があるのに、なぜがんの死亡率が低減しないのか」、「なぜ、再発や転移を繰り返すのか」ということの答えがここにあることがわかります。

がんは自分自身の細胞の遺伝子に関わる病気ですから、3大療法の手法だけでは対処しきれないということが明らかだと思います。

これは西洋医学に対する中傷ではなく、がんという病を克服するためにもオプジーボのような免疫活性の療法を志向している健康食品開発者なども、学際的協力あるいは分野を超えた経験・知識を集積してあたらなければならない問題です。

がんの進行は速い

1つのがん細胞が検診で見つけることのできる1センチの大きさの塊になるまでに通常10年から15年かかると説明しましたが、恐ろしいことにがん腫瘍は1センチを境に、急速に増え続け1センチのがんが2センチになるにはたった1年半ということです。

早期の段階で発見できないと、進行がんが末期がんに

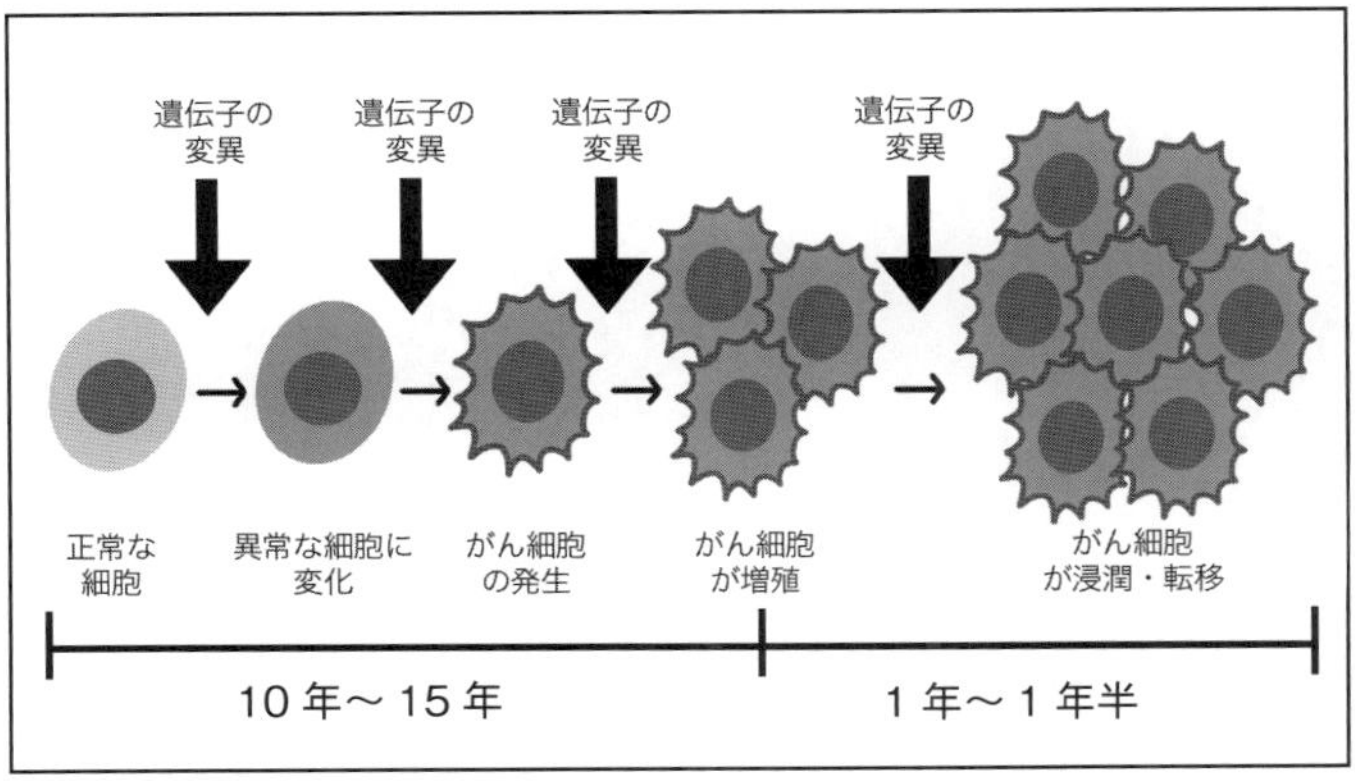

至るまでの時間はそれまでとは比較にならない速さで進行し、浸潤（発生したがん組織が組織内部の深くまで進行すること）して多臓器がんを併発することで末期がんになってしまう恐れがあるのです。

このように、検診をしていれば安全かというと、そうともいえないのががんの怖さなのです。とくに、標準治療でがんの治療を受けた方々は、抗がん剤や放射線治療で免疫細胞が衰えているため、取り切れなかったがん細胞がすきを狙っている状況ですから再発・転移の危険性が増しています。

免疫細胞の機能を活性化させることが大事

再発・転移をさせないためには治療後の定期的な検診は絶対に必要ですが、ただ漫然と検診を受けるだけでは再発・転移した新たながんを発見するためだけの検診になってしまいます。

がんを再発・転移させないためには今までのがん体質を変えるための食生活の改善や生活習慣の見直しが第一義であることは当然として、潜んでいるがん細胞を見つけて攻撃排除する免疫細胞の機能を活性化させる必要があります。

そのためにも免疫細胞の活性を高める食品やそれらを利用して作られた免疫活性食品を摂るべきでしょう。本書でご紹介する複合活性アガリクスの免疫活性食品は、免疫を活性させるβ－グルカンが豊富な機能性を持っていますから、摂取することで3大療法で受けた免疫細胞のダメージを回復させることが大切です。

がんは自らの意思を持っている

がんのことを理解していただくために何度もお話しするわけですが、私たちの体にウィルスや細菌などの異物が侵入してきても、体内の異常を監視している免疫細胞が異物を感知してそれらを攻撃排除してくれるので安心して生活を送ることができているのです。

しかし、異物ではない自分の細胞もなんらかの原因で傷ついて稀に正しく修復されないことがあり、無秩序に細胞分裂を繰り返し増殖してしまうという変異細胞が出現します。

それががんの芽ですが、正常細胞の変異は体内で毎日のように起こっている現象で、免疫システムの免疫細胞群が元気なうちは異常細胞を異物とみなして攻撃排除しているためがんに育つことはほとんどありません。

しかし、前述したようにがん細胞は自らの意思を持っているような動きをします。異常な細胞として免疫細胞に見つかると攻撃されてしまうため、正常細胞の「ふり」をして攻撃から逃れるのです。

それでも免疫細胞が活性化されていて元気なうちは難なく異常細胞を見つけ出して攻撃排除してくれます。

しかし、がんの手術や抗がん剤治療、放射線の照射でダメージを受けた状態だとがん細胞と正常細胞の見極めがつかず攻撃の機会を逃す場合があります。

その結果、攻撃から逃れたがん細胞が弱った臓器にとりつき、そこで増殖して腫瘍化してしまうのです。

免疫細胞の活性を大きく低下させている

免疫システムは、人間が生命を維持していくためになくてはならない生体防衛機能で、免疫に関わる組織には以下のものがあります。「脾臓」（胃の下の左側後部にある扁平な長円形の臓器で老化した赤血球を処理しリンパ球を生産貯蔵）、「胸腺」（胸骨の後ろにある小さな免疫器官でT細胞を調整していますが年齢とともに退化縮小）、「骨髄」（骨の中心部分に存在する組織で大切な造血器官）、「リンパ節」（リンパの流路の途中にある直径1〜3センチのそら豆のような形をしたもので全身に600個ほどあります）。

リンパ節には免疫細胞が貯蔵され、病原菌やウイルスの侵入を防いだり、がん細胞の増殖を阻止する大事な役割があります。

しかし、がん細胞の増殖を阻止する大事な役割を持つリンパ節も、3大療法によるがん治療で潜んでいるかもしれないがん細胞を取り除く目的で周辺のリンパ節が切除されてしまったり、術後続けられる抗がん剤の投与や放射線でがん細胞だけでなく大事な免疫

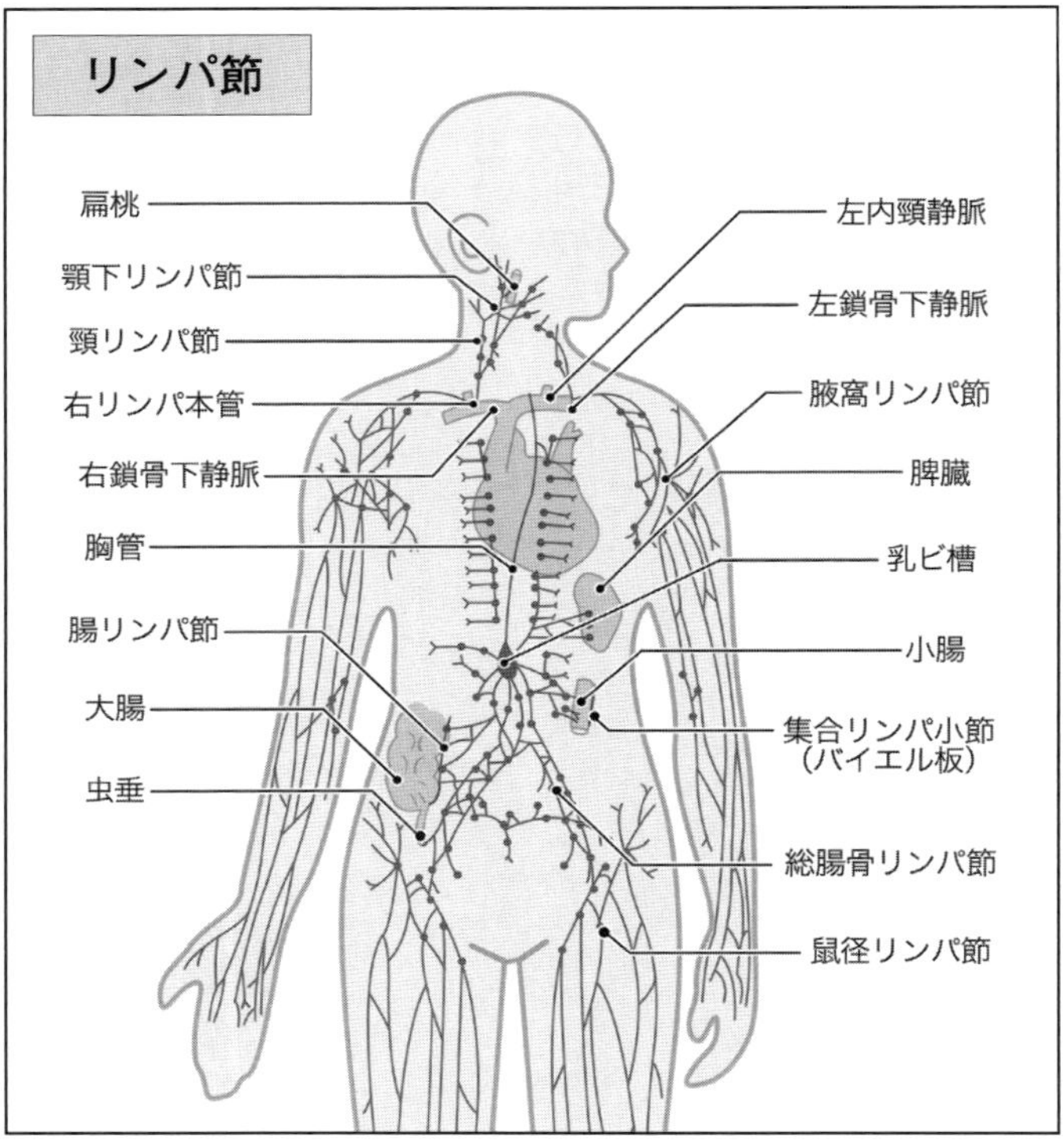

細胞にダメージを与える治療が続きます。何度も申し上げている通り、実はこの際に白血球や骨髄が大きなダメージを受け、生体防衛機能をつかさどる免疫システムや免疫細胞の活性力を大きく低下させているのです。

がん細胞を攻撃するはずの治療が大切な免疫細胞の活力まで奪っているのです。がんの再発・転移を防ぐための治療が結果的には再発・転移を助長しているという矛盾を抱えています。

しかし、がんの治療にはほかに決定的効果を生む治療がない以上、がん細胞を攻撃排除するために免疫細胞にダメージを与えることを覚悟して治療を受けるしかないのが現状だったのです。巻頭で取り上げた「免疫チェックポイント阻害剤・オプジーボ」も、治療を終えた人への適用はまだまだ先になると思われます。ですから、がんの治療を受けているときも、治療を終えた人も免疫力の低下を防ぎ、免疫力を回復させる方法をとることが重要なのです。

免疫活性作用のあるβ－グルカン含有食品

がんの治療を受けている病院の先生に、「免疫力が落ちるので薬を処方してください」と言ったとしても、現代医学の医薬品は治療目的でつくられていますから、「そんな薬はありません」といって断られるのが現状です。

免疫力を高めるとか、血液の流れを良くするといった予防治療の薬品はありません。そこで、再発・転移を防ぐには、漫然と治療を受けるだけではなく、自分自身で努力する必要があるのです。

たとえば、がんになる前の悪しき生活習慣を変えるために、先にも述べた免疫力を高める活性食品の摂取を積極的に行うことが重要です。ただし、免疫力を高める食品といっても、それぞれに含まれる有効成分はそれほど多くはありません。大量のキノコや野菜を毎日食べるのはなかなか難しいのが現実です。

その点、複合活性アガリクスには免疫活性作用のある種々のβ－グルカンが含まれていますから、生活習慣の見直しと食生活の改善とともに上手に利用することが必要です。このような免疫活性の療法ならば副作用の心配もなく免疫細胞を強化活性させてくれます。

正常細胞への副作用を防ぐことができる

免疫活性療法は、生体内においてがん細胞の増殖を抑制する作用を持つ免疫活性物質を用いてがんに対抗する身体を作るというものです。本書で取り上げた「オプジーボ」も本書の５種類のキノコ由来のβ－グルカンを使用した複合活性アガリクスによる療法も、広い意味ではこの療法に含まれます。

３大療法は、がん細胞だけでなく正常細胞や、がんを攻撃する役割の免疫細胞にまでダメージを与えていたのですが、その点、免疫細胞の活性化を目的とする免疫療法の最大の利点は、抗がん剤投与による正常細胞への副作用も極力抑えることができることです。

３大療法による免疫力のダメージを抑え、体力を消耗させることなく、患者自身が本来備えている免疫システムを活性強化することでがんを抑え込み自滅に誘導して行くという点にあるようです。

これまで西洋医学のがん治療は、外科療法・化学療法・放射線療法が主体でしたが、西洋医学だけでがんが治るという確証がないのなら、身体に過大な負担がかかる手術や抗がん剤、放射線治療でＱＯＬが低下することがわかっているなら、複合活性アガリクスのような免疫活性療法を併用してＱＯＬを高めながら治療を続けたいと考える方が確実に増えていくでしょう。

もうひとつの不安「活性酸素」

ここでさらに、がんという病気の原因について改めて考えてみましょう。がんは細胞の遺伝子が傷ついて細胞が変異することから始まり、その原因はがん体質が影響していると述べましたが、もうひとつ「活性酸素」も大きく影響しているのです。

もともと私たちの生命維持に欠くことのできない酸素ですが、代謝活動の中で一部が変換され活性酸素になります。活性酸素は、体内に侵入した細菌やウイルスなどの敵の攻撃から私たちの体を守る武器として白血球が作り出してもいます。しかし、増えすぎると、内臓や皮膚、骨などのあらゆる組織にダメージを与え、生活習慣病などにつながるといわれています。

がんを含めた生活習慣病は、およそ500種類ともいわれていますが、そのうちの9割は活性酸素が引き起こしているとされています。私たちの体を守る活性酸素が増えすぎると敵になってしまうというのですから理解に苦しみますが、特に問題となっているのが長年にわたる化学物質の摂取（薬品、食品添加物など）、タバコ、紫外線、ストレスなど（がん体質）が刺激となって、活性酸素が通常より多量に作られて細胞の遺伝子を傷つけてしまうのです。

新たな「がん体質」を作るSOD酵素不足とは

活性酸素に対して人の身体には、増えすぎた活性酸素の毒素を無害化するための抗酸化物質である「ＳＯＤ酵素」（スーパー・オキサイド・ディスムターゼという酵素）も備わっています。

それは、１秒間に約10億個の活性酸素を叩く力を持った強力な物質なのです。通常このＳＯＤ酵素の働きで大部分の活性酸素は無害化できるのですが、加齢やがん体質によってＳＯＤ酵素を作り出す能力が低下していきます。

今までがんは高齢者特有の病気と思われてきた一面もありました。しかしＳＯＤ酵素を作り出す能力が低下している現在では、20代のがんによる死亡率も急速に増加しており、自殺や不慮の事故を除けば、20代も30代も死亡順位の第1位はがんが占めるようになっています。つまり、20代から80代までの死亡順位がすべて1位という喜べない状況です。

がん死亡者の若年化の理由は、近年の環境汚染物質の増加や加工食品などに含まれる有害化学物質の増加、ストレスの増加、オゾンホール破壊による紫外線照射量の増加などではないかといわれています。

現代社会の様々な要因が重なり、活性酸素の発生量が増大したことで、私たちが持っているSOD酵素の活性酸素除去能力では間に合わない状況になっているのです。そのことが、近年の若年がん患者の増加やがん死亡率の増加にも結びついているのでは、という解釈も成り立つと考えます。

SOD酵素の量と能力を高める

このような状況下では、がんの再発・転移をくい止める免疫力の活性強化と同時に考えなければならないことは、いかにSOD酵素の量と能力を高めるかということなのです。

しかしSOD酵素は体外から補給して増やすことは極めて困難であり、いまだ実現していないのが実情です。そこでＳＯＤ酵素そのものではなく、ＳＯＤ様酵素（ＳＯＤ酵素ではないがＳＯＤ酵素のような働きをする物質）、いわゆる抗酸化物質を多量に摂取して活性酸素の悪影響を減らそうということが行われるようになりました。

抗酸化物質と免疫活性の関係

活性酸素が体内に多く発生している人は、実際の年齢に比べて体内年齢がかなり高齢化しており、組織を構成する細胞がダメージを受けやすく、ちょうど古びたガス管のゴムホースのように弾力がなくなりボロボロになったような状態だといわれています。

がんによる３大療法を受けている人の免疫細胞も同様に活性酸素の影響を受けやすく、質が悪く動きの鈍い免疫細胞になっているのです。

ストレスを強く受ける環境にある人（近年の生活環境下ではほとんどの人）は免疫細胞が半減するという研究報告もあります。これもストレスによる活性酸素の増大とその影響と考えられます。

免疫細胞が半減すると毎日発生する数千個の突然変異した異常細胞も生き延びる確率が高くなりそれだけ、再発・転移の危険性も増大するということです。

このため、ＳＯＤ様物質を体内に補給することで、これら活性酸素の被害が低減するとともに、相乗効果として体質が改善されて免疫活性が高まってくるというわけです。

ＳＯＤ酵素も大量に含有しているキノコ類

実は、植物には、もともと自然界に存在する活性酸素を無害化するＳＯＤ酵素による抗酸化システムを備えています。健康食品の多くが植物から作られていますが、これは植物が持っている抗酸化システムを利用しようというものです。

たとえば緑黄色野菜特有の濃い色はカロテノイドという色素で、緑黄色野菜が太陽光の紫外線によって発生する活性酸素が細胞を傷つけないように、抗酸化物質を葉や茎に溜めているからなのです。皆さんもご存じのポリフェノールやカテキンも、同じような働きを持つ物質です。

そこで、注目したいのが複合活性アガリクスに使用されている5種類のキノコ類には、免疫活性作用のあるβ－グルカンの他にＳＯＤ様酵素の抗酸化物質が大量に含まれているということです。つまり、この事実が、近年キノコ類の薬理作用に注目が集まっているもうひとつの理由でもあります。

非常に高い活性酸素消去率

専門の研究機関の分析では、複合活性アガリクスに含まれるキノコのひとつチャーガ（カバノアナタケ）から３５００ＩＵ／ｇ以上のＳＯＤ含有濃度を得ており、これで日本食品分析センターで活性酸素除去試験を行ったところ、活性酸素消去度は１・９×10の４乗ＩＵ／ｇという結果が出ているそうです。

これは一般の方にはわかりにくい数値ですが、非常に高い活性酸素消去率であることを示しています。また、同じくアガリクスには１５００ＩＵ／ｇ、ヤマブシタケには１４００ＩＵ／ｇ、メシマコブには１１０ＩＵ／ｇというＳＯＤの含有濃度があるということがわかりました。

複合活性アガリクスに使用されているチャーガには、アガリクスの2～3倍のSOD活性、メシマコブの約30倍以上、ヤマブシタケの約2倍以上という驚異的なSOD含有濃度を持っています。さらにマクロファージ、NK細胞の活性化を結果的に促進することも確認されています。

抗オキシダント効果が数十倍も強い

またチャーガには、優れた「抗オキシダント効果」もあるという報告が各方面から出されています。オキシダントというのは、オゾンなどの大気汚染を引き起こす酸化物質の総称です。

特に夏場になると、排気ガス（窒素酸化物など）や工場の煙突などから出される公害物質、窒素酸化物や炭化水素が大気中で強い太陽光線を受けると、光化学反応を起こして光化学オキシダントという有害物質が作られます。

抗オキシダント効果というのはオゾンのような酸化力の強い物質を抑える作用のことであり、他のキノコなどに比べ、チャーガは抗オキシダント効果が数十倍も強いといわれています。

５種類のキノコを組み合わせた複合活性アガリクスには、こうした酸化を抑制する物質も多く存在しているということですから、他の単体キノコ食品と際立って違う特色のひとつになっています。

最近の医学で明らかになっていることですが、「がんは遺伝する病気ではない」ということです。がんは老化と長い間につくられた生活習慣がもたらすがん体質や活性酸素の影響で作り出された病気で、ウイルスや病原菌などが引き起こす病気でもありません。自分の細胞が異常分裂を始めて悪性腫瘍に変化する病気なのです。その大きな要因は「免疫力の低下」と「抗酸化力の低下」であることは今までのご説明で納得いただけたと思います。

抗酸化力も高めてがん細胞を撃退

免疫力は、もともと人間の体に備わっているものですが、年齢を増すごとに衰えていくために、活性酸素の発生を防げなくなったり、がんの芽といわれる変異細胞を見落としてしまうのです。さらに、もうひとつの要因はがん3大療法（手術・抗がん剤・放射線）のダメージによる免疫力の低下です。

がん細胞を取り去ったり、薬剤、放射線で体力を奪い、正常細胞にも大きなダメージを与えるため、免疫力の低下と同時にご説明した活性酸素の発生を防ぐ抗酸化力も極限まで落ちてしまいます。

そんな状況の中では、免疫細胞に活力を与え、免疫細胞の攻撃力を高めなければ、取り残したがん細胞や、すり抜けたがん細胞は、血液やリンパの流れに紛れ込んでがんの芽として再発転移してしまいます。それでは、つらい思いをして治療しても何にもなりません。

プラス思考の考え方も大切

長らくがん治療の現場に立つ医師が次のように述べています。

「がん治療がうまくいって病気の進行が止まり、５年10年と普通の生活ができるようになった人たちも大勢います。その人たちの共通点のひとつが、重い症状であるにも関わらず、よく食べられるということでした。

症状が軽いから食べられる、だから長生きできると考えられますが、それだけではないようです。病状がある程度同じ患者でも、食べることに意欲のある人の方が病状の改善があるようです。逆に、食欲は十分あるのに思うように食べられない人は、良い結果が得られないようです」

このことからもわかるように、がんに打ち勝ち長生きするためには、体に悪いからと食品を厳しく制限するよりも、体に良いと思った食品を進んで食べるプラス思考の考え方が大切だということです。

腸を健康にして免疫力のアップ

私たちは、普段食べている食べ物や飲み物から栄養を吸収し健康な体を維持していますが、食物と一緒に体内へウイルスや細菌が侵入してきた場合には小腸がいち早く毒を察知し、嘔吐を起こさせて身体の中を掃除します。また、感染を防ぐために体内へ吸収せず下痢を起こさせて排出するなど、腸は私たちの健康を守る重要な免疫器官となっています。

これまで免疫細胞の活性が、がんの再発・転移を防ぐ重要な要素であることを何度も述べてきましたが、実は、私たちの身体に存在している免疫細胞の約70％は腸に集中しているのです。

これらの免疫細胞は、小腸の下部にある絨毛（無数のひだ）の間、パイエル板と呼ばれるくぼみに待機しています。ウイルスや細菌が侵入してきたときは、パイエル板から免疫細胞が出動してウイルスや細菌を攻撃排除して健康を守ってくれます。

しかし、不規則な生活や偏った食生活でストレスをためると腸内環境が乱れ便秘になっ

パイエル板

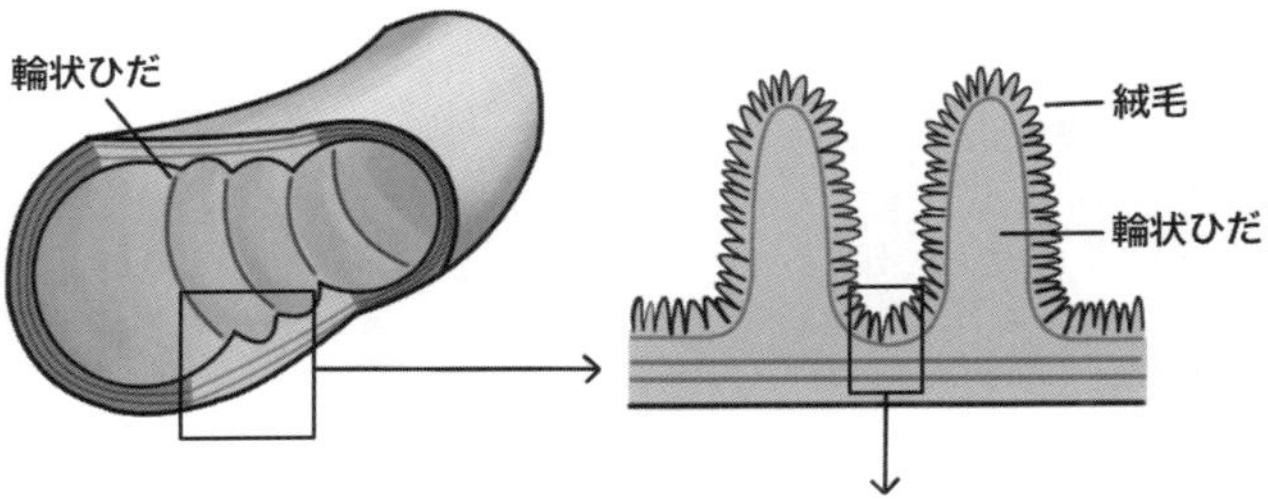

パイエル板は、小腸の下部にある免疫機能を司る司令塔で、体全体の免疫の６０～７０％が集まっています。腸内に有害な異物が侵入してくると、異物の情報を集めて分析し、白血球のＴ細胞、Ｂ細胞などの免疫細胞に、異物への攻撃・排除を命令します。

たり、パイエル板の免疫細胞の免疫力を低下させることがわかっています。腸内環境のバランスを整えて免疫細胞の活性を高めるためにも食生活の改善が大切です。

腸内環境のバランスを整える食品には、ヨーグルト、漬物、味噌といった発酵食品や、食物繊維などがあり、免疫細胞の活性も改善すると考えられています。さらに、トマトやリンゴ、お茶などに含まれるポリフェノール類、青背魚に多く含まれるＥＰＡなども、腸における免疫力に大きくかかわってきます。

がん抑制効果のある食品をまんべんなく食べる

私たちの身近にある野菜や果物などは、免疫力を高めたり活性酸素の害を防ぐ効果のある成分、がん細胞の増殖を抑える効果がある成分などをたくさん含んでいます。

自分の好みの食品ばかりに偏らず、これらの食品をまんべんなく食べるようにしてください。また、野菜の摂取量に関しては、1日350グラム（厚生労働省）という具体的な目標量が示されていますが、できるだけ新鮮で季節の旬のものがいいようです。

さらに、生野菜では成分の吸収が低いので、野菜サラダよりジュースやスープにして摂取するようにしてください。ただし、がん治療中の方は、免疫力が低下していますのでジュースよりも加熱したスープや温野菜をお勧めします。加熱するとビタミンやミネラルなどが溶け出てしまうといわれますが、加熱してスープにすることで薬効成分もスープに溶け出ますからスープを飲むことで無理なくたくさん摂取できます。

がん抑制効果のある主な食品類

◆**アブラナ科**

体内の解毒酵素の働きや抗酸化力を高める効果があり、成分のイソチオシアン酸塩はがん再発の予防に効果があります。

カブ、カリフラワー、キャベツ、クレソン、コマツナ、カラシナ、ノザワナ、ダイコン、ハクサイ、ブロッコリー、ミズナ、ケール、芽キャベツ、チンゲンサイ、ワサビなど

◆**ユリ科**

食用だけでなく生薬としても使われています。その薬効は幅広く、がん予防効果もそのなかのひとつです。

玉ねぎ、ネギ、ワケギ、エシャロット、ニラ、ニンニク、ラッキョウなど

◆**セリ科**

活性酸素の発生や酸化力を抑え、動脈硬化、皮膚や血管の老化を防ぎ、免疫力を高めてくれます。

あした葉、セロリ、ニンジン、パセリ、ミツバ、セリなど

◆ナス科

がん予防に効果があるアントシアニンが含まれ、活性酸素を抑える力が強くまたコレステロールの吸収を抑えます。

ナス、トマト、ジャガイモ、ピーマンなど

◆ウリ科

抗酸化作用の強い成分を多く含み、これらは体内で協力して働き、活性酸素の働きを抑えて発がん抑制効果が高いです。

キュウリ、カボチャ、ニガウリ（ゴーヤ）、トウガン、メロンなど

◆キク科

食物繊維が多く、発がん物質などを体外に排出する働きを持っており、大腸がんなどの予防効果があります。

ゴボウ、レタス、サラダナ、シュンギク、フキ、フキノトウなど

◆マメ科

マメ科の食品は、抗酸化作用のあるイソフラボンなどのフラボノイドが多く、強い抗酸化力を持っています。

ダイズ、アズキ、ソラマメ、グリーンピース、サヤエンドウ、サヤインゲン、モヤシ、エダマメ、その他大豆食品など

◆雑穀類

体内で活性酸素を無毒化する酵素の材料となるセレンを多く含み活性酸素の害から体を守る働きがあります。

玄米、発芽玄米、雑穀、大麦、エゴマ、ソバ、トウモロコシなど

◆香辛料

抗酸化作用のあるポリフェノールや発がん物質を無毒化する成分のテルペンが豊富で発がんの抑制効果があります。

ゴマ、青ジソ、ショウガ、ミョウガ、バジル、ミント、ローリエ、オレガノ、ターメリックなど

◆柑橘・ベリー類

発がん抑制効果のあるビタミンCやフラボノイド、カロテノイド、アントシアニンを多く含み、がん転移抑制効果もあります。

ミカン、オレンジ、レモン、グレープフルーツ、スダチ、カボス、ライム、シイクワサー、ブルーベリー、イチゴなど

◆海藻類

ヒジキやワカメ、昆布、海苔の成分カロテノイドや食物繊維、ヨウ素、フコイダンには発がんの抑制効果があります。

ヒジキ、ワカメ、昆布、モズク、海苔など

◆キノコ類

本誌で紹介している「複合活性アガリクス」の5種類のキノコを筆頭に、ほとんどのキノコ類はがん細胞の増加を抑え免疫力を高めます。

アガリクス、メシマコブ、ヤマブシタケ、鹿角霊芝、カバノアナタケ、シイタケ、マイタケ、シメジ、エノキタケなど

◆お茶類

お茶に含まれている渋味（タンニン）の主成分カテキンが発がん抑制効果のあることが科学的に証明されています。

玄米茶、緑茶、紅茶、コーヒー、ココアなど

◆お酒類

ビール、赤ワインに含まれるポリフェノールや梅酒の抗酸化物質リオニレシノールが、発がんとがん細胞の増殖を抑制する効果があります。

ビール、赤ワイン、梅酒

がん体質からの脱却で大切なことは、何十年も続けてきた悪しき生活習慣を思い切って変えることです。そして抗がん作用がある野菜果物類も多く摂取する食生活に切り替えましょう。

第2章

免疫活性を高める

がん細胞を抑える免疫の力

再発・転移への不安

実際に医療の現場で行われているがんの治療法については、外科療法、化学療法、放射線療法の3大療法であることは申し上げましたが、この治療法はがん腫瘍を消滅させることを目的としている治療法です。

術後の抗がん剤投与や放射線で治療した結果、がんが縮小したり消えたことを医師から伝えられると、苦しかった闘病生活もやっと終わったという安堵感に包まれます。

つらい治療が報われ苦しみを忘れようとします。しかし、ほとんどの人はその後も再発・転移の不安は一時も頭から消すことはできなかったといいます。なぜなら、がんという病には完治がないといわれるからです。そして、その中の一部の人にある日恐れていたことが起こるのです。

長期生存者になるために

再びがんとの闘いが始まるのです。これは、その時の患者さんの家族のお話です。「どんなことでもいいからやって欲しい、このままで死なせたくない」「がんがそのままでもいいから、生きたい」患者本人も家族も、この時に望むことはただひとつです。

この切実な願いが届き現実に生還したがん患者がいます。けれども、その人たちのがんは完全に消滅したとは限りません。体の中にがんが残ったままの人も大勢いるのです。

がん治療の第一線で40年間治療を続けている医師もこう語っています。

「がんの増大を抑止する力は、人の体の中に備わっていて、その力ががんをコントロールしている。そして、それは免疫細胞の働きであって、この免疫細胞が力を合わせて有効に働くかどうかによって、そのがんが増大するか、じっとしているかが決まる」

これは、短期間のうちにがんで死亡するか、または体内に進行がんがあるにもかかわらず長期生存者になるかは、本人の体内の免疫細胞の働き如何によるということです。

昨年、京都大学の本庶博士が、「免疫細胞を活性させる」ことで、がん細胞を消滅させる研究をすすめ、「免疫チェックポイント阻害剤」として開発。臨床実験で劇的な改善がみられたことから「がん3大療法」を超える「第4の治療法」としてその免疫療法はノーベル医学生理学賞に輝きました。

免疫を活性させてがん細胞を消滅させるという方法は、本書が紹介する複数のβ－グルカンを複合してつくられた複合活性アガリクスがまさに追求してきた免疫活性療法であるともいえます。

もちろん複合活性アガリクスを使用した機能性食品は医薬品ではありませんから声高に効果効能をいうわけにはいきませんが、多くの方からの支持で20年近く普及活動を続けてこられたのが何よりの証拠ではないでしょうか。

β－グルカンの免疫細胞活性が重要

がんの研究では、免疫力を高めてがん細胞の増殖を抑えるいろいろな方法が考えられ実際に行われています。たとえば、患者自身のリンパ球を取り出して、試験管の中で増殖させて体に戻す療法もあります。

また、自然界に存在する菌類やキノコの成分、漢方薬などを免疫活性剤として利用し免疫細胞を活性させるワクチンもあります。これらの療法はがん細胞を直接攻撃するのではありません。

がん細胞を抑える免疫細胞をワクチンやキノコの免疫活性成分で活動力を高めてがん細胞を攻撃排除するのです。

末期がんと宣告された人たちがモンブラン登頂に挑戦したところ、がんが消えたという話や、がん患者に落語を聴かせ、おおいに笑ってもらったところ、がんの症状が改善したなどという話を聞きます。

これも、がんの増殖を抑える免疫細胞が感動や笑いという刺激でその力を復活させたからなのです。快適になった精神活動ががんを抑える免疫細胞の遺伝子を目覚めさせたのです。大切なことは、がんキラーの免疫細胞の力を蘇らせることです。

がんを抑える遺伝子は、好ましい精神状態によっても活性化することは医学的にも証明されていますが、同じようにキノコの成分やワクチンなどでも免疫細胞の遺伝子を活性強化させることができるのです。

特に、ノーベル賞受賞で注目を集めた「免疫療法」によって改めて注目されているのが免疫細胞を活性化させる成分を多く含んでいるアガリクスやメシマコブ、鹿角霊芝などのキノコ類です。かつて健康食品がブームとなり、あらゆるメディアで扱われましたから、これらのキノコの名前を知っている方は多いと思います。

それでは、なぜ多くの人に知られているのかといえば、ブームだけでなく実際に免疫細胞を活性させる効果が使用者に支持されたからであると考えられます。

この働きにはこれらのキノコに含まれているβ−グルカンという薬理作用の高い物質が重要なポイントなのです。

注目される新製法のβ−グルカン

キノコに含まれるβ−グルカンは免疫活性の薬理作用のある成分ですが、非常に堅固な細胞壁で結合している物質です。堅い細胞壁を持っているために消化されにくく腸からの吸収率がとても低いため、体外に排出される割合が高いという難点がありました。

薬理作用を生かすためには無駄に排出されているβ-グルカンの吸収率を高くしなければならなかったのですが、専門の研究機関がいわゆる抗がんキノコといわれる薬理作用の高い種類のキノコからβ-グルカンをいかに多く抽出するかという研究を行い「細胞壁粉砕法」という新しい方法の開発に成功したのです。

その具体的な製造方法については詳しく述べることはできませんが、今までのような酵素処理・熱水抽出の製法と違い、文字通り機械的に細胞壁を粉砕して有効成分を傷つけずそのまま抽出する方法を開発したのです。

薬品などを使わない抽出法ですから、安全性・品質・有効成分の豊富さなどの点で従来製法のものと比べて格段の差があるといえるでしょう。

その技術を採用してβ-グルカンの吸収率を高めて作られたのが、本書でご紹介している5種類のキノコのβ-グルカンを複合した免疫活性食品なのです。

細胞壁粉砕法という新しい方法

細胞壁粉砕法という新しい方法で抽出された5種類のキノコのβ－グルカン有効成分純度は、アガリクスでは従来の抽出法だと10％にも達していない純度が新製法だと32％に。メシマコブでは20％に満たないものが純度43％に。鹿角霊芝は5％強であった純度がなんと53％に、ヤマブシタケでは30％強だったものが70％に増え、カバノアナタケ（チャーガ）では、15％が35％という高純度の抽出率に達しています。

このようなβ－グルカンの純度に対して薬理作用への期待が大きく高まっています。

なぜ医薬品を開発しないのか

このように、新開発の抽出技術で細胞壁を粉砕することでβ－グルカンだけでなく、ビタミン、ミネラル、キチンなどの有効成分も高純度で抽出含有した複合活性アガリクスは、画期的な免疫活性食品として注目されています。

ではなぜ、その薬理作用の働きをするβ－グルカンがもっと市場に出回らなかったのか、また医薬品として開発しないのかという疑問が生まれます。

その理由は次の2点に大別できます。まず「天然自然の物質は、あまり加工せず口にするのがよい」という古くからの業界の体質です。薬理作用に効果のあるβ－グルカンが含まれているキノコ類も、あまり加工せずにそのまま飲む方がよいとする古来より伝承されてきた漢方の考え方があるために生産の努力をしてこなかったということです。

2つ目には、キノコによる効果が医学的に認められているにも関わらず、大手薬品会社はコストのかからない製造効率の良い化学物質を原材料とした新薬開発にまい進してきたことがあげられます。つまり利益追求型の大手薬品会社は、手間暇をかけてキノコの成分の抽出量を増やす研究には見向きもしなかったということです。そのために純度の高いβ－グルカンの抽出ができなかったのです。

制がん剤・抗がん剤の開発に一石

　したがってキノコ由来の成分が薬品として認可されているものは極めて少なく、わずかに制がん剤としてクレスチン（カワラタケ菌糸体由来）、レンチナン（シイタケ子実体由来）、ソニフィラン（スエヒロタケ培養液由来）が認められ実用化されているにすぎません。しかもそれらの効果についても、それほど高い評価を得ているわけではありませんでした。

　患者側には、免疫活性効果があるキノコを使った制がん剤・抗がん剤の開発をしてもらいたいという願いがあるはずです。

　そういう意味では、免疫活性療法のノーベル賞受賞による関心とβ－グルカンの抽出の新しい方法が開発されたことは、今後のキノコ由来の薬品や健康食品のあり方に一石を投じることになると考えています。

キノコの抗がん作用の研究から発見された物質

抗がん効果が期待できる物質としてのβ－グルカンが、特定のキノコに含まれているということはよく知られており、第6の栄養素といわれています。ところがこのβ－グルカンという物質が一般に知られるようになったのは、わずか40年前に過ぎないのです。

3大栄養素と言われるタンパク質・糖質・脂質などは、近代化学（医学）が急発展した1800年代の中頃には発見されてその働きもよく知られています。その後1900年代前半ぐらいまでに、ミネラルやビタミンなどの栄養素も次々と発見されました。そして、50年ほど前には現在知られている栄養素の大部分が発見され、その作用もほとんど解明されました。

キノコに含まれるβ－グルカンは、故・水野卓博士（元静岡大学名誉教授）が抗がん作用を研究する過程で発見した新物質で免疫細胞を活性させる「第6の栄養素」と呼ばれたのです。

その後の継続的な研究の中からβ－グルカンの抗がん効果や免疫活性など広範な生理機

能調整作用が立証されその効能に注目が集まり、多くの機能性食品が生まれました。

第6の栄養素として注目されている「β－グルカン」は、ひとつの物質のようにもとれますが、実際はもっと曖昧な分子の集団に対してつけられた名称なのです。

グルカンとは、水に溶けて甘みを感じる物質・ブドウ糖（グルコース）がたくさんつながってできた多糖体の一種（分類）のことをいいます。このグルコースは果糖（果実や根菜に含まれる単糖）と結合するとショ糖といって、みなさんご存じの砂糖になります。さらに、ブドウ糖が多数結合すると澱粉やセルロース（紙）繊維質などになります。

薬理作用は圧倒的にβ－グルカン

グルカンの構造には2通りあり、α（アルファ）型で結合したα－D－グルカンと、β型で結合したβ－D－グルカンです。α型グルカンの代表は、デンプン、グリコーゲン、デキストリンなどです。

β型で結合したβ－D－グルカンは、菌類、キノコ類、海藻類、麦などに多く含まれ免疫賦活作用があるグルカンなのです。

α－グルカンもβ－グルカンも、化学的な構造式はほとんど同じようなものですから似通っている部分がないわけではありませんが、薬理作用という点では、圧倒的にβ－グルカンに軍配が上がります。特に免疫活性を高めるのはもっぱらβ－グルカンであり、α－グルカンにはそういった機能はほとんどありません。

キノコ類に存在するβ－グルカン

グルカンにはα結合とβ結合の2種類があること、抗ガン効果といわれる免疫活性があるのはβ－グルカンということを簡単に説明してきました。そのβ－グルカンは、種々のキノコ類に存在が確認されておりキノコの細胞内に詰まっている物質でこのβ－グルカンが薬理作用を引き出しているといわれています。

このように薬理作用のあるβ－グルカンは血液に入ると、身体の各臓器に回り、免疫活性などの薬理作用を発揮します。

β－グルカンは消化吸収されると主に肝臓や脾臓に数ヵ月にわたって蓄えられることもわかってきました。このことは体外に排出されないということを意味しており、長期にわたって免疫力を高めることができ、さまざまな生理活性を持続することができると考えられます。また、β－グルカンはキノコによって含有量に違いがあり効果も違います。その違いを複合して活性力を高めたのが複合活性アガリクスなのです。

自然の営みが作り上げた多くの効果

β－グルカンは多糖体といってブドウ糖の分子（グルカン）が数十万、数百万個とβ型に結合したもの（高分子多糖体）です。その結合は人工的なものではなく、植物が自然の営みの中で作り上げていくものですから、もっと複雑な構造であり、しかもその複雑さがβ－グルカンの効果を生み出し多様化させていると考えられます。

これまでの研究の結果、多くの研究者はβ－グルカンの免疫活性を高める作用は、アミノ酸（タンパク）、リンゴ酸、リン酸などの種々の有機化合物がつながって薬理作用を多様化させ促進していると主張しています。

有効物質を傷つけずに抽出

こうした免疫活性力は、とても人工的に作れるものではありません。かつては、キノコの制がん作用を期待して、シイタケやスエヒロタケからβ－グルカンだけを科学的に精製・抽出したものを、制がん剤として開発し、医薬品としても認可使用されましたが、期待した割には効果を得られないという評価が出ていました。その一番の理由は、先に説明した抽出法が関わっていたと思われます。

β－グルカンを化学的な処理によって抽出していたため、そこに結合している有効な機能などが分離されてしまったからではないかと考えられます。

β－グルカンの純度を高める過程で保水性が失われ、本来の抗がん作用を示す物質とはまったく違ったものになってしまったのでしょう。

このようにキノコに含まれたβ－グルカンにはさまざまな種類や薬理作用があるのです

からやはり自然が作り上げた物質を傷つけずに抽出しなければなりません。薬品を使って化学的に濃度を高めて変質してしまっては何にもならないのです。

β−グルカンと免疫細胞の相関関係

免疫活性2つの理由

キノコに含まれるβ−グルカンには薬理作用がありますが、実は抗がん剤や放射線のように殺がん物質という強力なものではありません。しかし、古来からキノコを煎じて飲んだり、食べたりすることによって種々の病を治してきたという実績があります。なぜなのでしょうか？

このような実績が注目され、多くの研究がなされた結果、β−グルカンの働きは殺がん効果ではなく自身の体にある免疫細胞を活性させる効果による抗腫瘍作用であるということが分かったのです。これはノーベル賞に輝いた「オプジーボ」の免疫活性療法と同じ考え方にあるといっても過言ではないと思います。

つまり、免疫細胞に活性を与えてがん細胞を駆逐するという効果作用です。β－グルカンが免疫を活性化させる理由は２つあります。

１つ目は、キノコに含まれたβ－グルカンを大量摂取すると、中・低分子化されたβ－グルカンが体内に吸収され免疫細胞に抗体が作られ、細胞の免疫力が活性化するというのです。

２つ目は、β－グルカンが腸管を通過するとき、腸にあるパイエル板という免疫機関を刺激することで免疫組織が活性化するという考え方です。

パイエル板は腸管関連リンパ組織の１つで、免疫細胞の70％が集まっている腸管内の免疫機能を制御しています。

いずれにしても、現代科学ではβ－グルカンと免疫細胞の関係が完全に解明されているわけではありません。ある程度はブラックボックスになってはいますが、純度の高いβ－グルカンを摂取すると、結果的に免疫力が高まり、がん疾患の改善率が高くなるという明らかな相関関係が存在するということが認められているのです。

単体キノコより複合キノコ

アガリクスなどの免疫活性食品が登場した当時は、西洋医学の3大療法の効果が頭打ちの状態で「何か新しいがん治療法はないか」と模索している状態でした。そんなとき、マウス実験とはいえがんの阻止率90%を大きく上回ったアガリクス由来のβ-グルカンは、まさに救世主のように健康食品業界に受け入れられました。

アガリクスによる多くの改善例が報告されるようになり、その後登場したメシマコブも阻止率96%以上の阻止率をあげ、アガリクスに次ぐブームを引き起こしていました。

しかし、その一方でアガリクスやメシマコブを単体で飲用してもなかなか効果が出ないという方もいました。こういう方々は、アガリクスを飲み同時にメシマコブを飲むというようなキノコの複合的な飲用を自然に行うようになったのです。鹿角霊芝やヤマブシタケなどの抗がんキノコとして知られているものを飲用したり、プロポリスやキトサンを飲んだりして、何とかして自分の病気に合う成分を探り当てたいと努力していたのです。

βーグルカンの種類と比率

これは理論的な裏づけがあってそうしているわけではなく、アガリクスやメシマコブ、その他のキノコだけでは効果を得られないので、やむなくそうしていたわけです。

しかし、結果的には複合的にキノコを摂取することは間違いではなかったのです。むしろ最近では、単体のキノコを摂取するよりもいろいろなキノコを組み合わせた複合キノコを摂取する方が効果が高く、また効果の速度が早いということが確認されています。その理由は、βーグルカンはそれぞれのキノコ固有の構造を持っており、その構造によって薬理作用に違いがあるからです。もちろん、やみくもに多種類のキノコを飲用することは問題ですが、キノコの種類と比率を考慮して飲用すれば、どんなに優れた単体のキノコよりも、はるかに効果を期待できるといえます。

複合活性アガリクスとは

現在では「一般的に単体のキノコではすべてのがんに勝てない」という研究報告が出されるようになりました。すなわち、これからの抗がんキノコ食品は、必然的に複合キノコ食品となっているのです。

「どのキノコを組み合わせればいいのか」「その割合は？」これが複合活性キノコを作るポイントです。これに関して専門の研究機関は、長年にわたる研究により理想的な5種キノコの配合と、その比率を割り出して、最強の5種キノコに到達したのです。

その結果、複合活性アガリクス内の配合比率は、細胞壁粉砕重量比で、アガリクス40％、メシマコブ15％、鹿角霊芝15％、ヤマブシタケ15％、カバノアナタケ15％となりました。

ここからは、複合活性アガリクスという機能食品に配合されている5種類のキノコについてご説明しましょう。

アガリクス

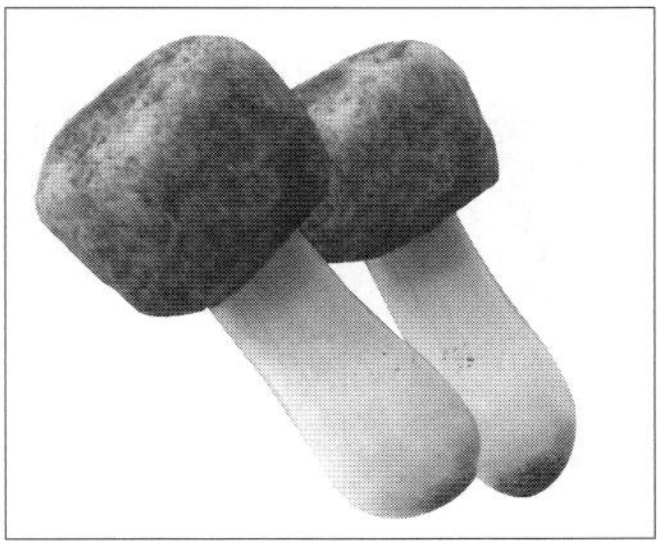

アガリクスは、抗がんキノコとして世界的に注目され、わが国でも、がんの補助的治療の効果があるとして二十数年前に大ブームが起こりました。

現在も根強い支持を受けて健康食品としてもさまざまな形態で販売され利用されています。アガリクスの原産地は、ブラジル南部ピエダーテ山地周辺といわれています。学術的な分類では、担子菌類ハラタケ科に属するキノコの総称で、学名を「アガリクス・ブラゼイ・ムリル」といいます。

アメリカの研究者がこの地域で暮らしている住民が、長寿でがんや高血圧などの生活習慣病にかかる人が少ない事に着目し研究を重ねた結果、住民が常食としていたアガリクスというキノコが関係していることがわかったのです。

しかし、このキノコは自己融解（自分が出す酵素によって腐ってしまうこと）が早いので人工栽培ができるまで国外に持ち出されることがあまりなかったため、研究者に認められるまでその存在はあまり知られていませんでした。近年、アガリクスの薬理作用の研究が進むにつれ、多くの人々が注目し人工栽培も可能になったことで、入手しやすくなりました。

【機能性】

がん患者を対象に行った調査の結果、民間療法を試みている人のうちの90%が健康食品を利用し、そのうちの60%がアガリクス含有食品を利用しているということです。アガリクスには「抗腫瘍（がん）作用」「免疫力活性作用」「インスリン分泌促進作用」「抗炎症作用」「抗血栓作用」といったまさにがんを治すためにあるような効果が列挙されます。その効果に医療従事者の間でも注目されています。

【主要な成分】

β（1・6）Dグルカン、グルコースを主要構成糖とし、ガラストース、マンノース、アラビノース、ウロン酸を含む酸性ヘテロβ－グルカン、またこれらβ－グルカンとタンパク質の複合体が含まれています。

【素材としての含有率】

抽出の難しいβ（1・6）Dグルカンを新しい抽出法で従来製法の3倍近い、100g

中に32％という高能度で抽出含有しています。

【期待される効果】

アガリクスはマウスの実験ながら、90％を大きく超えるがん阻止率を達成しています。

・抗がん作用　・免疫力活性作用
・インスリン分泌作用（血糖値降下作用）
・抗炎症作用　・抗血栓作用

メシマコブ

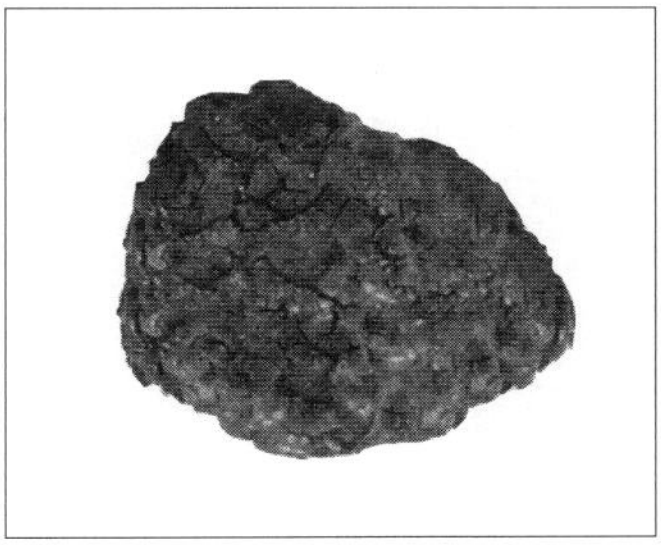

メシマコブは、近年抗がんキノコとしてアガリクスに迫るブームを呼んでいます。名前の由来は、長崎県男女群島の女島に自生する桑の古木に寄生しているコブのようなキノコということから名付けられたとされています。

メシマコブの原産地は日本（本州以南）と、フィリピンなどの東南アジア、オーストラリアなどです。学術的な分類は、タバウロコタケ科キコブタケ属のキノコで学名を「フェリナス・リンテウス」といいます。メシマコブの有用性は古くから知られていましたが、生育地域が狭く天候によって菌糸が育ちにくいということから、希少性が高く天然物はほとんど手に入らないものでした。

安定供給が難しかったため製品化が遅れていましたが、その後、韓国で人工栽培に成功。日本でも菌糸体培養技術が進んで、メシマコブ由来のβ－グルカンが豊富に入手できるようになりました。

メシマコブは韓国において盛んに研究されており、数多くの基礎研究によって抗がん作用が示され、医薬品として国の認可を受けるまでになりました。現在も韓国では、医薬品として臨床で使用され人体による研究データが豊富なことも特徴です。

【機能性】

β（1・6）グルカンを多く含むメシマコブの機能性が、近年国内外で注目を集め需要が拡大しています。特に、抗がん作用についての研究が進み「がん細胞増殖抑制」「延命効果」「がん転移抑制効果」のほかにも、抗がん剤との併用でも「副作用の軽減効果」にも優れた効果を発揮することが示されたほか、免疫細胞のマクロファージの活性が３～５倍になることから、Ｃ型肝炎や糖尿病への有効性についても研究が進められています。

【主要な成分】

β（１・６）グルカン、α（１－４）グルカン、α－グルカン、酸性β－グルカン、酸性テヘロマンナン、中性テヘロマンナンなどを含むタンパク質複合体です。

【素材としての含有率】

β（１・６）グルカンの含有率は１００ｇ中43％という高濃度を抽出含有しています。

【期待される効果】

国立がんセンター研究所の研究（抗腫瘍効果）で最も良い結果を出したキノコで、韓国では医薬品として承認されています。

・増殖抑制・延命効果　・転移抑制効果
・抗がん剤との併用効果、副作用の軽減効果
・発がん予防効果

鹿角霊芝

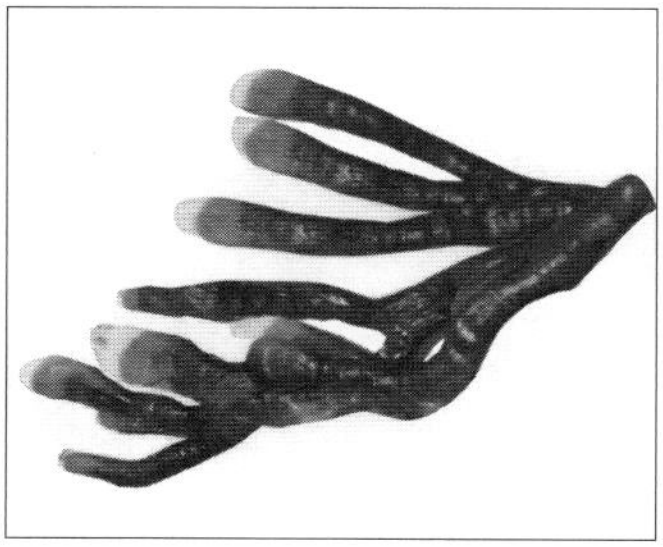

鹿角霊芝は、読んで字のごとく鹿の角のような特徴的な形状をしているためそう呼ばれています。霊芝の一種である赤霊芝に日照時間などの特別な条件を加えることで通常の霊芝と違い傘のない枝分かれした角のような霊芝になります。

この鹿角霊芝は、自然自生した霊芝の中では、1万本に1本しか採取できないといわれる希少なもので、中国の奏時代から霊薬として珍重されてきた漢方の一種でもあります。

原産地は、太平洋岸のアジア諸国から北アメリカ、ヨーロッパなどの湿地帯に自生しています。学術的な分類では、ヒダナシタケ目サルノコシカケ科マンネンタケ属のキノコで、学名は「ガノデルマルシダム」といいます。霊芝は、カシ、クヌギなどの広葉樹、マツなどの針葉樹の切り株や成木に生育します。

霊芝の名は、中国の命名で不老不死の仙薬として扱われていたと記された、古くからの文献が残されています。1970年代には、中国で霊芝の人工栽培の研究が始まり、同時期に日本で世界初の人工栽培に成功。抗がん効果が高いとして、霊芝のブームが始まり今に至っています。

【機能性】

鹿角霊芝に含まれるβ（1・3）Dグルカンは、アガリクスの数倍あるとされ、さらにβ－グルカンの中でもとくに吸収性が、他のキノコよりも優れていることから近年注目されています。

「制がん効果」が高いのはもちろんのこと、その他に「C型肝炎」「腎不全」「糖尿病」「リウマチ」「血小板増多症」「血小板欠乏症」「肝機能障害」「ノイローゼ」「抗血栓作用」「抗アレルギー」など広範囲の症状を改善する薬理作用があることが特徴です。また、他のキノコに含まれるβ－グルカンの中でもとくに吸収性に優れているため、最も有効性が保証できる生薬といえます。

【主要な成分】

β（1・3）Dグルカン、抗がん作用のあるテルペノイド、抗炎症作用のあるヘテロガラクタン、抗血栓作用のあるヌクレオチドＡＭＰ・ＧＭＰ、アデノシンなどを多く含むタンパク質複合体です。

【素材としての含有率】

β（1・3）Dグルカンの含有率は100g中53%となっており、注目されているアガリクスやメシマコブよりも多く抽出含有しています。

【期待される効果】

漢方生薬としての実績は古く、他のキノコにはない多くの有効成分を含んでいる薬用効果に優れた実績が多いです。

・抗がん作用（抗腫瘍）　・免疫力活性作用

・インスリン分泌促進（血糖値降下作用）

・抗炎症作用　・抗血栓作用

ヤマブシタケ

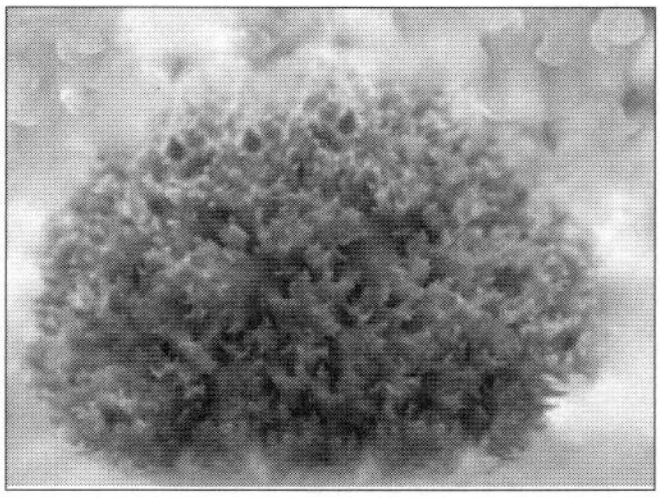

日本では数少ないサンゴハリタケ科のキノコで、上半分はスポンジ状で下半分の子実体から先端部分まで針状になっています。薬効として身体の虚弱の改善や抗がん作用があるとされています。

クヌギやクルミ、シイ、カシ、ブナなどの広葉樹の木の幹などに着生し、大きさは５センチから10センチほどになり、老人のあごひげに似た真っ白い針がたくさん垂れ下がったスポンジ状で。その姿が山伏の結袈裟に付いた飾りに似ていることからヤマブシタケと付けられたとされています。

日本でも分布していますが、野生のものを見つけるのはなかなか困難で、いつしか幻のキノコと呼ばれるようになった希少なキノコです。和名は、そのままヤマブシタケで、学術的な分類では、サンゴハリタケ科サンゴハリタケ属に属する食用キノコの一種です。学名は、ヘリシュウム・エリナセウムといいます。ヤマブシタケには特有ヘテロβ－グルカンが大量に含まれており、５種類の活性多糖体を含み、中でもヘリセリンと言う物質は脳細胞の活動の源である神経成長因子の生産増強をする働きがあり、アルツハイマー型痴ほう症にも効果があるとされています。

【機能性】

ヤマブシタケに含まれるβ－グルカンにはヘテロβ－グルカンが大量に含まれています。ヘテロβ－グルカンは「がん細胞増殖抑制効果」「延命効果」「転移抑制効果」などがんの再発・転移抑制に優れた効果を発揮するほかに、アルツハイマー型痴呆症を改善すると注目されているヘリセリンという物質も含まれており、高齢化社会に最も注目されている物質です。さらに、ヤマブシタケは体内の活性酸素の発生をコントロールするSOD様物質の数値が食品の中で最も高く細胞の酸化を防ぐ効果があることから、最も期待されているキノコのひとつといわれています。

【主要な成分】

β（1・6）Dグルカン、ガラクトキシログルカン、マンノグルコキシラン、キシロース、マンノース、ガラクトコースなど5種類を含む活性多糖体です。

【素材としての含有率】

β（1・6）グルカンの含有率は１００g中70％という複合活性アガリクスに使用される素材の中でも圧倒的な含有率を示しています。

【期待される効果】

中国で古くから薬用キノコとして知られており、神経細胞の成長を促進させる効果や、血液凝固阻害効果も高いです。

・増殖抑制・延命効果　・移転抑制効果

・抗がん剤との併用効果、副作用の軽減効果

・発がん予防効果

カバノアナタケ（チャーガ）

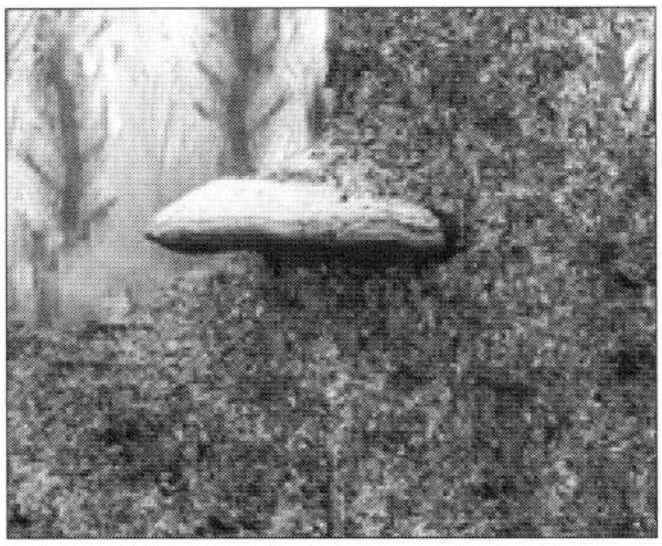

カバノアナタケ（チャーガ）は白樺に寄生するキノコで、ロシア、中国、フィンランド、北海道東部などの寒冷地の白樺の木の幹に寄生して育ちます。

東欧ではがん治療の民間薬として古くから使用されていました。白樺に寄生して、白樺の樹液を養分として成長していきます。外見は黒く硬い塊で、表面は黒くひび割れたような亀裂が入ったキノコとは思えないような形状をしています。

成長速度が遅いために収穫する10センチ〜20センチの大きさになるのに10年以上かかるためとても希少なものです。学術的な分類では、タバコウロコタケ科サビアナタケ属のキノコで、学名をイノノタス・オブリキウスといいます。

ロシアのノーベル賞作家、ソルジェニツィンの『がん病棟』という実際の経験をもとに書かれた小説の中で、作者自身がガンを患い、カバノアナタケ（チャーガ）の服用で完治したということを紹介したことから、その効用が世界中に広がったといわれます。がんに対する治療には昔から用いられ、十六世紀のロシア皇帝ロマノフが口唇ガンを治したとも伝えられています。

【機能性】

カバノアナタケ（チャーガ）には、β（1・3）Dグルカンのほかに、白樺の樹液に含まれるミネラルやサポニンなどが濃縮して含まれており、抗菌作用や抗がん作用をもった成分も見つかっています。

白樺樹皮に含まれる抗がん成分として知られているベツリン酸、がんの元凶といわれる活性酸素を除去する抗酸化物質も多量に含有しています。ロシアではカバノアナタケ（チャーガ）の抽出液から作られた抗がん剤が薬として国に認可されています。その効果には、「免疫細胞の活性化」「免疫に関与する活性物質の分泌促進」などがあります。

【主要な成分】

β（1・3）Dグルカン、ヘテログルカン、エルゴステロールやフラボノイド、トリテルペノイド、アルカロイド、プテリン、アガリチン酸、イノシトール、リグニン、ポリフェノールなどが豊富に含まれています。

【素材としての含有率】

β（1・3）Dグルカンの含有率は100g中35%という高い含有率を示しています。

【期待される効果】

ロシアでは、抗腫瘍性のキノコとして知られ白樺だけに菌核を形成する特異の生態があり抗酸化活性が高いです。

・活性酸素除去作用　・抗腫瘍性（抗がん作用）
・SOD様活性作用

5種類のキノコが相乗効果を高める

複合活性アガリクスとは、アガリクスを中心に5種類の免疫活性食品ですが、なぜ5種類のキノコを使用しているのか、なぜ、抗がん効果の高いβ－グルカンの量が多いキノコだけを使用しないのかという疑問が生まれると思います。

それは、同じβ結合のグルカンであっても、キノコの種類によってその結合の仕方に微妙な差異があり、その微妙な差異が抗腫瘍性に違いを生じさせ、その差異を合わせることで相乗効果を高めているからなのです。

改めて複合活性アガリクスに含まれる５種類のキノコの特徴を見てみると。

●アガリクスに含まれるβ－グルカンは、固形がん、Ｓ字結腸がん、卵巣がん、乳がん、肺がん、肝臓がんなどで高い効果があることが報告されており、その優れた抗がん作用は他のキノコの追随を許さない強力な能力を秘めています。

●メシマコブはアガリクスにない特徴的な酸性ヘテロマンナンタンパク複合体であるマンノースというという成分が驚異的ながん阻止率を作りだします。

●鹿角霊芝は、β（１・３）Ｄグルカンがアガリクスの数倍含まれているとされ、さらにβ－グルカンの中でもとくに吸収性が、他のキノコよりも優れていることから、制がん効果が高く、その他にも広範囲の症状を改善する薬理作用があることが特徴です。

●ヤマブシタケは、含まれるβ－グルカンにはヘテロβ－グルカンという成分が大量に含まれています。がん細胞増殖抑制効果・延命効果・転移抑制効果など、がんの再発・転移抑制効果に優れた効果を発揮します。さらに、ヤマブシタケは体内の活性酸素の発生を防ぐSOD様物質の数値が食品の中で最も高く細胞の酸化を防ぐ効果があることから、最も期待されているキノコのひとつといわれています。

●カバノアナタケは、アガリクスやメシマコブとは比較にならないほど驚異的な活性酸素除去作用を示す抗酸化物質が大量に含まれているため、がん予防、抗がん、転移予防などに大きな効果を発揮します。

だから5種類のキノコの配合

このように、ひとくちに「β－グルカン」といっても、キノコによって実にさまざまな構造と働きを持っているという事です。

それぞれ単体で驚異的ながん阻止率を記録してはいるものの、すべてのがん細胞を単体で抑制することはできないのです。だからこそ、アガリクスやメシマコブ、鹿角霊芝、ヤマブシタケ、カバノアナタケ（チャーガ）などの持っている単体のβ－グルカンの力を複合することで相乗効果を高めているのです。

アガリクスの活性効果にメシマコブで力を補い、ヤマブシタケの力で倍加し、カバノアナタケの活性酸素除去作用を利用し、さらに鹿角霊芝の豊富なβ－グルカン量が力を添えるというように複合キノコの相乗効果で最大の効果が発揮されるのです。

そのために複合活性アガリクスでは、含まれる5種類のキノコの配合比率を調整して、より高い効果を発揮するようにしたのです。

このような相乗効果は、今後のキノコ由来の機能性食品の方向性を示しているといえるでしょう。ひとつの機能性食品にこれほどまでに効果のあるキノコ由来の成分を組み込んだものは、ほかに存在しないのではないでしょうか。

多くの生活習慣病にも効果

複合することで免疫活性を高めた複合活性アガリクスには、がんだけでなくさまざまな生活習慣病にも効果を発揮します。もともとキノコは、生理機能全般にわたって活性能力があるとされていますが、その中でも機能性の高い5種類のキノコを配合したことで、薬理作用の特性が相乗効果として発揮されたのです。

改善が期待できる病気としては、がんの他に、リウマチ、糖尿病、アレルギー性疾患（花粉症、アトピー性皮膚炎、喘息）、高血圧、動脈硬化、血管障害、血中コレステロール低下、高脂血症、骨粗しょう症、B型・C型肝炎、生理不順、痛風、不整脈、慢性関節炎、老人性痴呆症、アルツハイマー型痴呆症、便秘など、数え上げればきりがありません。その作用をまとめると、次のようになります。

その他の薬理作用

1 抗腫瘍作用
2 免疫細胞賦活・調整作用
3 抗炎症作用

4 血糖降下作用
5 血圧調整作用
6 抗血栓作用
7 抗動脈硬化作用
8 コレステロール排泄作用
9 活性酸素消去作用
10 抗肝炎ウイルス作用
11 疲労回復作用
12 老人性痴呆症改善効果
13 骨粗しょう症予防効果
14 腸内環境改善作用
15 感染症予防
16 利尿作用

こうして列挙してみると、文字通りあらゆる病気に効果が期待できるといっても過言ではありません。さらに栄養的な特徴でも、たんぱく質、糖質、脂質、繊維質、ビタミン、ミネラルなどを含有し、８種類のアミノ酸、必須脂肪酸を含んでいる優れたものなのです。

がんの治療が終了し、寛解といわれた方も、また再発・転移の可能性をいわれた方も、再発・転移が発見され治療を開始した方も、免疫活性力が高く副作用の軽減が期待できるβ－グルカンを多く含んだ複合活性アガリクスを是非試していただきたいと思います。

健康食品に対しては賛否両論

免疫の活性を促す健康食品に対しては賛否両論があります。否定する人は「薬で治らないのに、健康食品で治るはずない」といいます。もちろん、健康食品は医薬品ではありませんから効果効能を声高にいうことはできませんが、ノーベル賞を受賞したオプジーボと共通する発想から生まれたものです。比較するわけにはいきませんが、3大療法のように免疫システムや免疫細胞群を痛めつけたり副作用を伴ったりはしません。

そして、本書にも掲載している体験者たちの声を無視するわけにもいきません。一概に否定するのではなく真実の声にも向き合ってほしいと思います。そして、引き続き抗がん剤や放射線の治療を受けている方や術後の回復過程にある方には、後半の付録でご案内する腸内環境を整える食品や免疫活性を助ける食品類を積極的に取ると同時に複合活性アガリクスを一緒に摂ってもらいたいと思います。

第3章

体験談

※お名前は仮名とさせていただきます。

現代医療でのがん治療では、3大療法での苦しい治療を続け、やっと治療終了までこぎつけても「完治」という言葉はほとんど使われません。

多くの場合「寛解」という表現になります。これは、「がんが治った」という意味ではなく、腫瘍が見つからない。再発しない状態が続いている、ということであり「完全に治った」とは言い切れないけれど「今は抑えることができている」という極めて曖昧な表現がこの「寛解」なのです。

つまり、手術治療は成功しましたが、体のどこかに微小ながんが残っていて、しばらく後に再度発見される（再発・転移する）可能性もゼロではないというニュアンスが含まれているのです。その結果多くの術後患者は、再発や転移の不安をかかえたままの生活を余儀なくされている現実があります。

この章では、実際にがんを発病し、治療を受けた後に再発・転移しながらも〝生還〟した人、現在もがんと闘い、がんと共存しながら生活を続けている人、この人たちの体験談をご紹介しています。自らの意志や家族友人の献身によって機能性食品を選択し、実践した人たちの貴重な体験です。これらの体験談が、皆様のお役立つことを願っております。

食道がん

自分の経験が役立つのであれば

68歳　男性／静岡県・野村 弘さん

＃ 現在の心境をお聞かせ願えますか？

そうですね、いま改めて思い返してみると、がんの宣告を受けた日から、入院、放射線治療、抗がん剤投与とあわただしく過ぎた1年でした。その時のことはなぜか、断片的にしか思い出せないのです。

待合室での情景とか、患者さんを呼ぶ看護師さんの声とか、先生の前におかれたパソコンの画面とかで、肝心の先生からご説明戴いた内容を全く覚えていないんですよ。それから、抗がん剤の投与を受けていた頃にベッドの柵が、ウサギの形に錆びて剥げていたとかね。そんなことはよく覚えているんです。（笑）

長くもあり、あっという間に過ぎたような気もします。

食道がん

68歳　男性
静岡県・野村弘さんの場合

'04年	12月	喉に違和感を覚える
'05年	1月	がんセンターで精密検査を受ける 経過観察
	6月	喉がしみる状態が続く
	7月	がんセンターで再検査を受ける **〈食道がんの宣告・入院〉** 抗がん剤治療開始 複合活性アガリクス飲み始める 抗がん剤治療も副作用なし
	9月	**退院** 月1回の定期検査　数値安定
'06年	9月	内視鏡検査の結果異常なし 半年に1回の検査　異常を認めず

← **複合活性アガリクス**

＃本書の主題でもある「機能性食品」を飲もうと思ったきっかけは？

はい！　治療中のことはあまり覚えていないのですが、そのことだけは決して忘れません。私はね！　今でも感謝しているんですよ。だって「命の恩人」ですからね。「異常認めず」から6年が経ち、再発の不安もなくなり健康な日々を過ごせるのも「複合活性アガリクス」を使った機能性食品に出会えたからで、もし、出合っていなければ、今の私はなかったと思います。

＃野村さんが、今回改めて取材を受ける気になったのも「自分の経験がいま、がんと向きあっている方々の参考になり励みとして役に立つのであればと考えたからです。」とおっしゃってくださいました。

その日は、年の瀬ということもあったのですが、いつになく忙しい日でした。いつもより帰宅が遅くなってしまったので、風呂にも入らず手を洗っただけで食卓に座りました。

ちょうど9時頃でしたかね。

ビールを飲みながら、並べられたご馳走を口に運んで飲み込もうとした時、なんだかうまく飲み込めずにむせてしまったのです。

あわてて食べたからだろうと思ったのですが、あらためて飲み込む際にも喉の奥に今までにない違和感を持ちました。

病気知らずで、人からも羨ましがられるほどの健康体でしたし、それが自慢でもあったんです。

いわんや健康診断なども受けたこともなく、医者知らずの日々を送っていたものですから、気に留めることもなく、すぐに忘れて10時過ぎまでテレビのドラマを見ながら飲んで食べてという状況でした。それが最初の兆候だったと思います。

#野村さんは、窓の外を見やりながら遠い過去を思い出しているようでした

それから数日たっていましたか、やはりこの日も朝から忙しかったのですが、なんとか終業時間までに仕事を終わらせる事が出来、ホッとしていた矢先でした。首筋に今まで感じたことのない妙な痛みを感じ、少し疲れが溜まっているのかなと思ったのですが、でも何となく嫌な気がした事を覚えています。

いつもより早めに帰宅できたので、風呂あがりに居間でテレビニュースをつまみに、タバコとビールでくつろいでいました。

食事の用意ができたというので食卓につき、家族でいつものように楽しく食事をしておりました。

ところが、娘についでもらったビールを飲み込もうとしたときに、喉の奥に以前と同じ違和感を持ったのです。

今度の違和感は若干痛みを伴っていたので、女房にそのことを話すと「そういえば、お父さん。このところ晩酌が少なくなったし、ご飯の進み具合がいつもと違うような感じがしていたんですよ」というではありませんか。

自分では、まったくいつもと同じだと思っていましたから、突然そんなことをいわれて驚きました。

＃ 野村さんは、この時なんだか妙に不安な気持ちが湧いたといいます。というのも、ここ数年で親しい仲間が、がんで立て続けに亡くなっていたからです。

今までの自分ならほとんど気にしないのですが、翌日、時間をとって近所の開業医で診てもらうことにしたのです。検査の結果、喉にポリープが見つかったのです。すると医師が「良性だと思いますが年齢的に心配な部分もありますから、一応精密検査を受けられたらいかがですか」というのです。

そこで医師から紹介された静岡県立がんセンターで精密検査を受けることにしたのです。

年末ということもあって予約が取れたのが年明け早々でした。静岡県立がんセンター頭頸科で検診を受けた結果、「しばらく様子を見てみましょう」ということで気になりながらも普段の生活に戻りました。

それから、しばらくは普通の生活を続けていたのですが、慣れというのでしょうか首の違和感もあまり気にならなくなっていました。

しかし、それから半年ほど過ぎ梅雨を迎える頃になると、酒を飲んだり辛い物を食べると、必ず喉がしみるという状況でした。

＃違和感を持ってから半年後のこと

気になりだしたら、いてもたってもいられなくなり、再度静岡県立がんセンターに診察の申し込みを行いました。

7月に改めてがんセンターで喉のポリープ組織を取り、検査してもらった結果は、恐れていた通り「悪性腫瘍」の宣告。精密検査の結果も、やはり喉と食道にがんがあるとのことでした。

そこで出た正式な検査の結果は、

上部消化管内視鏡検査・通常内視鏡・検査施行日2005／7／4

●主病名／声門上癌

●代表診断／食道表在癌

がん巣

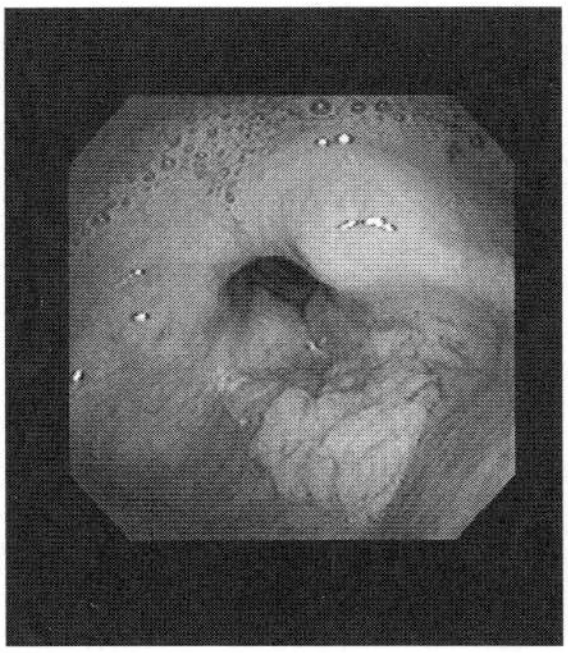

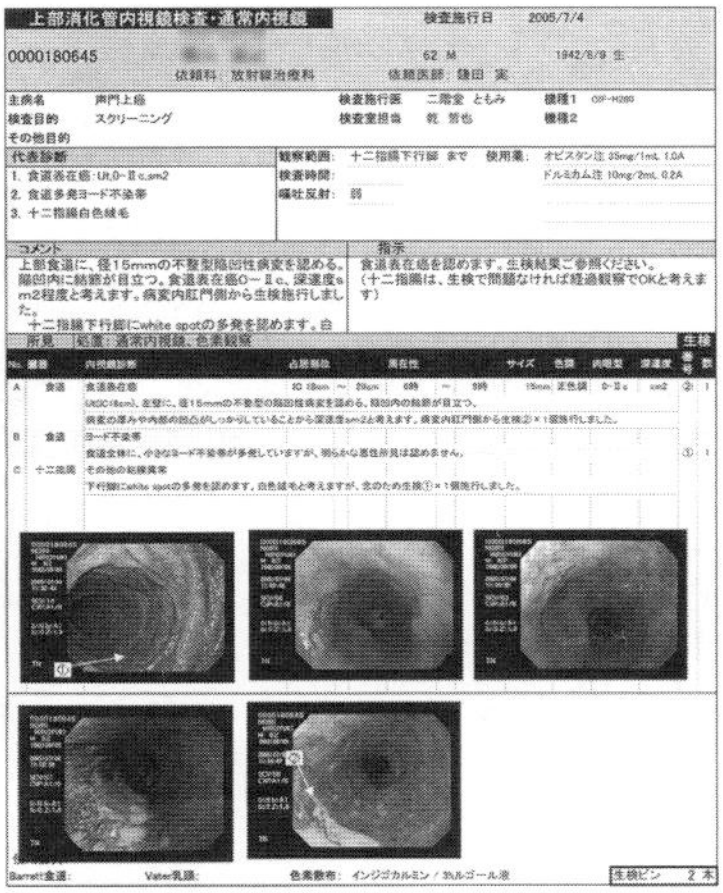
上部消化管内視鏡検査・通常内視鏡　検査施行日 2005/7/4
0000180645　62 M　1942/8/9 生
依頼科：放射線治療科　依頼医師：鎌田 実

主病名　声門上癌　検査施行医　二階堂 ともみ　機種1 GIF-H260
検査目的　スクリーニング　検査室担当　乾 智也　機種2
その他目的

代表診断
1. 食道表在癌：Ut,0－Ⅱc,sm2
2. 食道多発ヨード不染帯
3. 十二指腸白色絨毛

観察範囲：十二指腸下行部 まで　使用薬：オピスタン注 35mg/1mL 1.0A
検査時間：　ドルミカム注 10mg/2mL 0.2A
嘔吐反射：弱

コメント
上部食道に、径15mmの不整型陥凹性病変を認める。陥凹内に結節が目立つ。食道表在癌0－Ⅱc、深達度sm2程度と考えます。病変内肛門側から生検施行しました。
十二指腸下行部にwhite spotの多発を認めます。白

指示
食道表在癌を認めます。生検結果ご参照ください。
（十二指腸は、生検で問題なければ経過観察でOKと考えます）

所見　処置：通常内視鏡、色素観察

No.	臓器	内視鏡診断	占居部位	周在性	サイズ	色調	肉眼型	深達度	生検番号	数
A	食道	食道表在癌			15mm		0－Ⅱc	sm2	②	1
B	食道	ヨード不染帯 食道全体に、小さなヨード不染帯が多発していますが、明らかな悪性所見は認めません。							①	1
C	十二指腸	その他の絨毛異常 下行部にwhite spotの多発を認めます。白色絨毛と考えますが、念のため生検①×1個施行しました。								

Barrett食道：　Vater乳頭：　色素散布：インジゴカルミン / 3%ルゴール液　生検ビン 2 本

「食道がん」といわれた時に私は思わず「なんで俺ががんになんか罹るのか？」と、叫んでしまいました。

反面、自由奔放に生きてきたツケが回ってきたのかとも思いました。確かに、これまでの生活では寝不足に、タバコに、お酒はビール、日本酒、ウイスキーなどなんでも御座れという生活で、しかも食生活に至っては好き嫌いが多く、お話しするのも嫌になるほどの内容でした。

自分の体を過信していたというのは後の祭りに等しいこと、でも反省はしたのですが、「後悔は先に立たず」です。もちろんそれ以上落ち込むことはなかったです。

本当にすぐに立ち直り、自然に「がんになんか負けるものか」「がんに克つためなら何でもしよう」という決心をしていました。今思い出しても不思議なくらい冷静になっていましたし、間もなく生まれてくる初孫のことや、息子に仕事を引き継がせるまであと10年は必要だとか、どうすればがんに克つことができるかなど、「死ぬ」という恐怖より「死ねない！　死なない！」ための闘いに勇気が湧いてきたのです。

結果として、この「死ねない！　死なない！」という強い信念のようなものが私をがんから生還させる大きなカギになったのだと思います。

#偶然が引き合わせてくれたのだと感謝しました

そんなある日、経過観察の検診に出かけた「静岡がんセンター」で偶然隣り合わせに座った方と話をしました。体のこと、家族のこと、そしてお互いの病状のことなどでした。同じ市内に住むSさんという自営業の方で、私と同じ喉頭がんで、抗がん剤の治療を受けたのが2年前だそうです。

それから、半年ごとの定期診断を受けているのですが、「おかげさまで今日の検査も異常なし」ということでした。

勧められるままに飲み始めた「機能性食品」

Sさんは、がんと診断された時にはとても取り乱してしまったそうです。自暴自棄になり、しばらくは仕事も手につかなくなったといいます。でも、心配したSさんの友人から、「薬ではないけれども、キノコの成分で作られた機能性食品が治療中の副作用を抑えるから飲んでみたら」と勧められたというのです。それが複合活性アガリクスの入った健康食品だったのです。

Sさんは、これから受ける抗がん剤治療は、副作用が強く髪の毛が抜けたり、吐き気が続いたりすると聞いて覚悟をしていたそうですが、もし本当に副作用が防げるものならと、半信半疑だったのですが、試すつもりで飲み始めたと言います。

もちろん、飲む前には先生にも相談したそうですが、「医学的に見て効果がはっきりしないものであるし、いわゆる健康食品の類でしょうから、積極的にはお勧めしません。ただし、ご本人が納得して飲まれるならば医師として反対はしない」と、言われたそうです。そのときは、なんて冷たい言い方だろうと思ったそうです。

現行の医療制度では国が認めないものを医師が積極的に取り入れたり、勧めたりできないのです。

Sさんは「でも、めげずに飲んでよかった。結果として治療中も、ほとんど副作用を感じることなく現在に至っているのだから。」と自嘲気味に話してくれました。

そして「誰にでも同じように効果があるといえませんが、私には効きました。あなたも抗がん剤治療をするならば、飲んでいたほうがいいですよ」と、熱心に勧めてくれたので、私もSさんに紹介を受けて早速取り寄せて飲み始めることにしたのです。

おかげで副作用がなかった

医師からも、今回の喉頭がんの手術では、ポリープを切除すると、声が出なくなるというリスクもあると説明を受けておりましたので、家族とも相談のうえ放射線と抗がん剤での治療を行うことにしました。２００５年7月から入院して抗がん剤治療を3クール、放射線治療を35回行いました。

そして、入院と同時に複合活性アガリクスの機能性食品も毎日飲用していました。おかげさまで、Sさんのいわれた通り、心配していた吐き気も、倦怠感も、頭髪が抜けることもなく抗がん剤による副作用をほとんど感じることなく終了。

唯一、副作用らしきものとしては、放射線の治療28回目より喉がただれて、普通の食事ができない状態が1週間ほど続いたのですが、その後は症状が安定。

2ヵ月の入院治療も9月には無事退院、自宅療養を続けながら月に1回の検査を1年間行いました。喉の影響で一時期体重が落ちた以外は、食欲も衰えず自分でも順調に回復していると確信を持ち始めました。

２００６年9月、退院から1年目に内視鏡の検査を受けましたが、以下の結果をいただきました。

がんが跡形もなく消えている

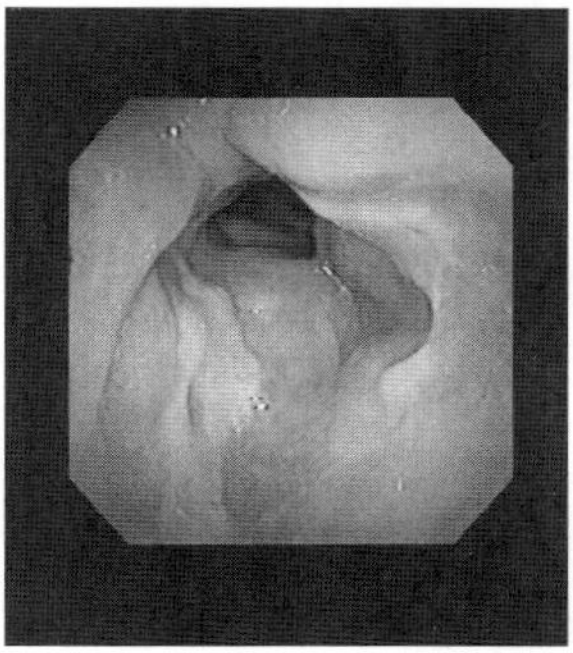

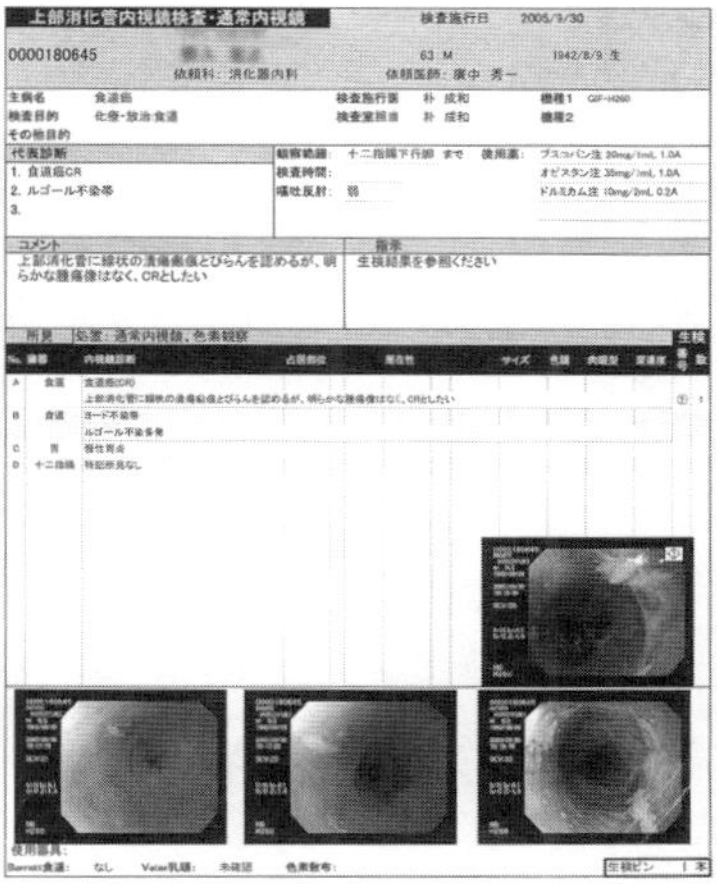

上部消化管内視鏡検査・通常内視鏡　検査施行日　2005/9/30

0000180645　63 M　1942/8/9 生

依頼科：消化器内科　依頼医師：廣中 秀一

主病名　食道癌　検査施行医　朴 成和　機種1　GIF-H260

検査目的　化療・放治・食道　検査室担当　朴 成和　機種2

その他目的

代表診断
1. 食道癌CR
2. ルゴール不染帯
3.

観察範囲：十二指腸下行脚 まで　使用薬：ブスコパン注 20mg/1mL 1.0A / オピスタン注 35mg/1mL 1.0A / ドルミカム注 10mg/2mL 0.2A

検査時間：

嘔吐反射：弱

コメント
上部消化管に線状の潰瘍瘢痕とびらんを認めるが、明らかな腫瘍像はなく、CRとしたい

指示
生検結果を参照ください

所見　処置：通常内視鏡、色素観察

No.	臓器	内視鏡診断
A	食道	食道癌(CR) 上部消化管に線状の潰瘍瘢痕とびらんを認めるが、明らかな腫瘍像はなく、CRとしたい
B	食道	ヨード不染帯 ルゴール不染多発
C	胃	慢性胃炎
D	十二指腸	特記所見なし

使用器具：

Barrett食道：なし　Vater乳頭：未確認　色素散布：

生検ピン　1本

●内視鏡検査で異常なし（内視鏡写真）と認められ完治

●上部消化管内視鏡検査・通常内視鏡

●検査施行日２００６／９／30

●主病名　食道癌

●代表診断　食道癌ＣＲ

●上部消化管に線状の腫瘍瘢痕と、びらんを認めるが、明らかな腫瘍像はなくＣＲとしたい。

次の年からは、念のために半年に1回の検査を行っていますがいずれも異常なし。

退院から約6年目ですが、今までの生活習慣を変えたり、食生活も見直して新しい人生を楽しんでおります。もちろん再発や転移をさせたくないし、健康維持のために今も複合活性アガリクスを飲み続けています。

お医者さまの中には、健康食品と聞いただけで否定される方もおられると聞きますが、私がいいたいことは、たとえ「がんと診断されても諦めることはない」「絶対に治す、治る」という気持ちを持っこと。そして、自分が納得する方法であれば医者任せにせず、なんでも実行するべきです。私も、がんセンターで知り合ったSさんのおかげで「複合活性アガリクス」に出会って命拾いをしたのですから。

#免疫細胞の活性を助けてくれる

これは、誰にでもいえることですが、がんの治療中は勿論のことですが、治療が終わったからといって油断してはいけません。あなたを苦しめたがん細胞は、腫瘍になるまでには10年〜15年かけて成長してきたのです。

本来は、悪性腫瘍になる前に免疫細胞ががん細胞を見つけて退治してくれるはずなのですが、免疫力を弱らせるような生活を続けていた「がん体質」になっていたから、がん細胞が腫瘍になってしまったということを、よくよく理解してほしいと思います。

同じように、手術や放射線、抗がん剤などの治療でがん腫瘍を取り去っても、一度がんになった人は体のどこかに取り切れなかったがん細胞や、すでに末梢にがん細胞が潜んでいると思った方がいいということです。さまざまな治療によってダメージを受けていますから、あなたの免疫力はかなり弱まっているのです。がん細胞は、そんなあなたを虎視眈々と狙っていることは確かなのです。ですから、術後も2~3年は免疫細胞の活性を補う生活をして欲しいのです。

治療で免疫力が落ちているのに、今までと同じ生活習慣を続けてしまえば、がん細胞が育ちやすい環境を提供しているも同然です。

今、がんと闘っている人は、免疫細胞の活性を保ってください。治療が終わり無事に退院された方なら、再発転移をさせないために今までの生活習慣を変えることと、免疫細胞の活性を助けてくれる複合活性アガリクスの機能性食品をお勧めします。

肺がん

手術を覚悟したがんが改善

53歳　男性／長野県・斉藤茂樹さん

今だからいえますが末期がんでした。それが本当に治ったのです。家族も病院の先生も驚いていましたが、いちばん驚いたのは私です。

首の痛みを感じてそのうち変な咳が出るようになったので、病院で検査を受けたところ、なんと肺がんとの診断でした。

しかもリンパまで転移しているとのことでした。目の前が真っ暗になりました。突然、死の宣告をされたのですから、そのショックは半端なものではありません。

すぐに手術をするようにいわれましたが、商売のことや家族のことを考えると私が入院するのは考えられませんでした。

でも死んでしまったらそんなこともいってはいられないのですが、そのころは手術をし

肺がん

53歳　男性
長野県・斉藤茂樹さんの場合

3月	4月	5月	10月
首の痛みと咳が止まらない	病院で検査を受ける **〈肺がん・リンパ節転移宣告〉** 抗がん剤服用開始 複合活性アガリクス飲用開始 首の痛みと咳が止まる　吐き気が止まる	手術のための再検査入院 **がん腫瘍縮小・転移消滅** 手術中止・退院して経過観察 定期検査・肺がん縮小	**精密検査の結果・がん消滅** 半年に1回の検査　異常を認めず

複合活性アガリクス

再発・転移の予防のために飲み続けている

て入院すれば治るつもりだったのです。

痛みがあるといっても我慢できないほどではなく、咳がでた時に少し息苦しいくらいでした。

商売は小さな居酒屋を妻と2人で営んでいます。子供は2人いますが長男は東京の会社に勤めていますが、次男は大学2年生でまだお金がかかりました。

商売のほうも苦しくなっていましたが、夫婦が生活するにはぜいたくをしなければなんとかなる程度です。

入院するまで医師からは抗がん剤を服用するように勧められました。そんな時、東京にいる長男が複合活性アガリクスをすすめてくれました。

息子がいうには会社の上司が胃がんになった時に、複合活性アガリクスを飲んだら症状が良くなり、抗がん剤の副作用も抑えてくれるらしいというのです。私はまさか薬でもないものがそんなに効くのか？　と疑問でした。

でも、せっかく息子が持ってきてくれたのですから、信じて飲んでみることにしました。

また薬のように副作用もないというのも、飲む気持ちになった理由です。

抗がん剤を飲むと吐き気がしてつらかったのが、飲み始めてしばらくすると、吐き気が治まったのです。

これはもしかしたら効果があるのかなと思いはじめ、飲んでいた量を倍に増やしたのです。首の痛みもなくなり咳も出なくなっていました。

商売上立ちっぱなしでとてもつらかったのも、ぜんぜんつらくないのです。飲み始めてから1ヵ月ほどした頃、病院へ入院するよう連絡がきました。


ところが病院で再検査をした結果、肺がんが極端に減少し転移していたがんが消えているというのです。

先生もとても驚いていました。先生に抗がん剤といっしょに機能性食品の複合活性アガリクスを飲んでいることを告げると「民間療法で効くこともあるんですね」と感心されたのです。抗がん剤が効いたのか複合活性アガリクスが効いたのかは私にはわかりません。

結局入院せずに自宅で経過観察することになりました。翌日、店の厨房にいると仕入れ先の業者が「あれ？　入院したのでは」というのでがんが小さくなり入院する必要がなくなったことを説明すると、「そんなことがあるんですね」と、とても驚いていました。

私の顔色や元気な姿をみたら納得していただけました。

あれから半年ほど経ちますが、１週間前の病院の検査では「完全にがんがなくなっている」とのことでした。いまでももちろん欠かさず複合活性アガリクスを飲んでいます。飲んでいればがんなど怖くないと思っています。妻もがん予防のために飲んでいます。あの時、息子がすすめてくれなければ今でも仕事を続けていられたかわかりません。親孝行の息子に感謝をしています。夫婦でいつまでも元気に商売をして、年に一度位は旅行にでも行こうと思っています。

肺ガン

医師を説得し飲み続けています

70歳　男性／愛知県・土屋　徹さん

私は複合活性アガリクスなくしては、生きていられないような気がしています。私は昨年の春に体調を壊したので病院で検査を受けたのですが、その過程で肺ガンであることが判明しました。５月の連休明けに肺がんの手術を受けました。右肺の３分の１を切除し医師からは、２ヵ月間にわたっての抗がん剤治療を告げられました。

でも手術で体力は消耗していますし、この歳では抗がん剤治療の副作用に耐えられるかどうかも心配でした。ですから、このまま入院を続けていくのが不安でしたので、自宅で療養することにしたのです。

医師にはずいぶんと怒られました。「確認できた腫瘍は手術で取り去ることはできたと思いますが、がん細胞はいつまた再発や転移であらわれるかわかりません。そのためには辛いでしょうが化学療法をやっておいた方が安全です。今より悪化してもいいのですか」

肺がん

70歳　男性
愛知県・土屋徹さんの場合

4月	5月	8月	11月	2月
体調を崩し病院で検査 **〈肺がん判明〉**	入院・手術・右肺の1／3を切除 抗がん剤治療を拒否し自宅療養 複合活性アガリクス飲用開始	体重が増え、体力も戻ってきた **肺の画像がきれい**だと言われる	定期検査で数値も正常値内	再発・転移の心配も払しょく

複合活性アガリクス

予防のために
飲み続けている

と退院を止められましたが、私はその忠告を振り切って退院しました。

というのも、私は以前から複合活性アガリクスの力を十分に知っていて、がん細胞やウイルスに対して強い力を持つことや、免疫系を強化してがんを縮小していくということを知っていました。こうした効果を医師に話し説得しました。自宅では、複合活性アガリクスを飲んでいるほかに医師からの薬も飲んでいます。

入院していた頃は、10キロも体重が減ってしまったのですが、自宅に戻って3ヵ月ほどで7キロ戻りました。体力も退院当初は、ちょっと歩いただけで疲れてしまい散歩もする気にならなかったのですが、今では坂道も登れるようになり、毎日の散歩が楽しみになりました。

先生からは、３ヵ月毎の定期検査を受けるようすすめられておりましたので、欠かさず受けておりますが、血液検査の数値も正常値内であるという判定を受けましたので再発・転移の心配も払しょくされて安心しています。１００歳まで生きるつもりで、残りの人生も複合活性アガリクスを飲み続けます。

胃がん

ヤケになっていた私を救ってくれた

45歳　男性／兵庫県・谷口昌志さん

以前から胃がキリキリと痛むことは度々ありましたが、たいしたことはないだろうと思いその度に胃腸薬を飲んで、病院にも行きませんでした。

半年くらい経ったころから、胃が重く好きだった肉や揚げ物を一切、受けつけなくなり、こってり味からあっさり味を好むようになりました。

若い頃と違い食べる物が変わってくるんだな、と自分がオジサンになったつもりでした。

私は商店街で父親から受け継いだ小さな金物屋をしています。夕方6時に店を閉めると、同級生や友人を誘い近所の居酒屋で一杯やるのが、日課になっていました。

独身のわたしは、胃の調子が悪くなってからもそんな生活をしていたある日、友人に「おまえ顔色が悪い」、「医者いって診てもらってこいよ」とさんざん勧められて、ようやく重

胃がん

45歳　男性
兵庫県・谷口昌志さんの場合

	胃痛、胃のもたれが続いていた
半年	胃が重く食べものの好みが変わる 病院で詳しく検査 **〈胃がん判明〉** 入院を先延ばし自暴自棄に 複合活性アガリクス飲み始める
1カ月後	食欲が出て気力も増す
3カ月後	病院で再検査を受ける **がん腫瘍が小さくなっている** 悪しき生活習慣を改めて生活

今後もしっかり飲み続ける

複合活性アガリクス

い腰をあげて病院へ行きました。

バリウム、胃カメラ、さらに詳しい検査を受け、3日後病院へ検査の結果を聞きにいきました。結果は予想もしていなかった胃がんだったのです。

医師からは入院をするように勧められましたが、私は医師を説得し入院を先のばしにしていました。なぜなら毎日のようにテレビで医療ミスの報道を目にしていたからです。


両親はとうに亡くなって、どうせ身内のいない気楽な身だからと自暴自棄になって、病気のことを忘れようと無理を承知で夜遅くまで酒を飲むこともありました。

そんな姿を見かねて友人の一人が持ってきたのは、複合活性アガリクス入りの機能性食品。彼は女房子供がいる身なので、きちんと摂生をして自分の健康を守り、健康食品や薬にすごく詳しいのです。

「絶対におすすめだから、飲んでくれ」といつになく真剣な顔でいうので、試しに飲んでみることにしました。内心、こんな物で治るものかとその時は思いました。

ところが1ヵ月くらい飲んでいると、食べる物がおいしく感じるようになり、体重が徐々に増えはじめたのです。そうなってくると治りたいという思いが急に出てきて気力も増してきました。

３ヵ月ほど飲んでいると、体調はとても良く体重も5キロも増えていたので、思いきって病院で検査を受けました。するとがんが小さくなっているとのことでした。現在はお酒をやめて食べる物にも気を使うようにしながら複合活性アガリクスを続けています。

肝臓がん

飲んでいれば必ず良くなるに決まっている

54歳　女性／高知県・山下恭子さん

今から20年前、ある手術の際に受けた輸血が原因でC型肝炎になってしまいました。もっとも、そのころは輸血が原因とは夢にも思っていませんでした。

聞くところによれば、20年前はこうしたウイルス性の肝炎の存在がはっきりしていなかったらしいのです。まさか自分がそうなると思っていませんでしたので、あの時の輸血が悔やまれてなりません。

医師が言うにはC型肝炎は深刻な病気で１００人中30人は肝硬変へ、20人は肝臓がんへ移行する可能性があるというのです。

ものすごくショックでした。病院から処方される薬を飲み続けていましたが、C型肝炎の症状は改善の見込みがまったく立ちませんでした。

肝臓がん

54 歳　女性
高知県・山下恭子さんの場合

20 年前	初月	2カ月後	3カ月後
手術の輸血が原因でC型肝炎になる 病院の処方薬を飲み続ける	定期検査で肝臓に腫瘍が見つかる **〈精密検査で肝臓がんと宣告〉** 抗がん剤治療開始 副作用が激しくなる 複合活性アガリクス飲用開始	吐き気も止まり体調回復 食欲が出てくる 髪の毛が生えてくる	**退院前の検査でがんが消滅** 退院後の体調もとても良い

今でも再発
防止のために
飲んでいます

複合活性アガリクス

ある日、医師からインターフェロンの治療をすすめられました。しかし100％治るとはいい切れない、しかも人によっては副作用があるというので、考えて迷いましたがインターフェロンによる治療を断念しました。

それからしばらくしたある日、いつものように病院で検査をした時のことです。肝臓に3つほど腫瘍があるというのです。精密検査の結果、肝臓がんでした。私はついに来たか、改めて輸血に対して深い後悔の念を抱きました。医師から説明を受け抗がん剤治療を受けることになりました。

抗がん剤治療を始めて2週間くらいすると、吐き気がして食欲はなくなり、ひどい倦怠感、さらには髪の毛まで抜けてきました。

そんな時、私は以前から趣味で絵を習っていましたので、絵の先生がお見舞いに来てくださりました。そして、絵の先生が「これすごく良く効くから飲んでみなさいよ」、と複合活性アガリクスの機能性食品を私にくれました。

聞くところによると、絵の先生のご主人も以前、肝臓がんでリンパにまで転移していて手術ができないほどだったそうですが、抗がん剤の治療をしながら複合活性アガリクスを飲み続けていたら副作用がまったくなかったというのです。

確かに私が先生の自宅兼教室へ習いに行くと、ご主人は元気でしたのでいわれなければ、まさか昔がんだったとは思いません。

尊敬している先生でしたし、何も疑わずにそれから毎日決まった時間に信じて飲みました。

すると、飲み始めて1週間後から、吐き気も治まり食欲も出て体調がなんだかとても良いのです。そして抗がん剤の治療も終わり複合活性アガリクスを飲み始めて2ヵ月もすると、髪の毛も生えてきました。そして入院して3ヵ月後に私は無事退院ができました。

退院前の検査の時の医師の顔が、今でも忘れられません。

びっくりした顔で「きれいにがんが消えています」と私に説明をした時の顔です。

医師は化学治療でがんが消えたと思っているようでしたが、私は複合活性アガリクスのおかげもあったと思っています。今では絵の先生に感謝するとともに、以前と同じように絵を習いに行くのが楽しみです。

その後、ご主人ともお話ししましたが、「おかげ様で元気になりました」と私がいうと「これをまじめに飲んでいれば、必ず良くなるに決まっている」といわれてしまいました。

今でも再発防止の為に毎日欠かさず複合活性アガリクスを飲んでいます。

肝臓がん

半信半疑ながらも飲んでみることにした

58歳　男性／山梨県・遠藤孝雄さん

私は若い頃から体を動かすことが好きで、40歳を過ぎた頃から近くにゴルフ場がたくさんあったせいもあり、ゴルフを通じての友人や仕事関係と交際範囲が広く、ゴルフの後はもちろんビールや焼酎を、普段の日もよく仲間と酒を飲むのが楽しみでした。

そんなある日、仲間といつものように酒を飲んでいた時のことです。急にお腹が痛くなったのです。それまでもたまに腹痛はありましたが、胃腸薬を飲めば治る程度のものでした。

ところがこの時はそれまでの腹痛とは違うような気がしました。しかも背中にも痛みと変な違和感がありました。

その日から頻繁に腹痛が起こるようになり、背中の痛みも日増しにひどくなってきました。

肝臓がん

58歳　男性
山梨県・遠藤孝雄さんの場合

初月	背中に違和感のある腹痛 その後頻繁に腹痛 不安になり病院で検査
10日後	**〈検査の結果肝臓がん判明〉** 入院 抗がん剤治療開始 副作用が激しくなる 地獄のような入院生活
1カ月後	退院・自宅療養 複合活性アガリクス飲み始める
3週間後	以前ほどの痛みは少なくなる
3カ月後	体調がよくなる痛みが消える ゴルフができるくらい回復

今でも再発防止のために飲んでいます

複合活性アガリクス

さすがに私も怖くなり、病院へ行き検査をしてもらうことにしました。

検査結果は10日後に出ましたが、検査の結果は肝臓がん、即入院となったのです。

それからというもの抗がん剤による副作用で、体力も低下し食欲もなく吐き気や頭痛、地獄のような入院生活でした。

一通りの治療を終えて退院することができましたが、こんな状態を続けていたら、それこそがんでやられるより先に抗がん剤の副作用で命を落とすのではと危機感さえ持ちました。また地獄のような、あの入院生活には絶対に戻りたくないと思いました。


それからしばらくしたある日、生命保険の仕事をしている弟が来て「兄さん。５種類のキノコの素材で作った機能性食品の複合活性アガリクスが、がんにはとてもいいらしいよ」と私にいいましたが、アガリクスやメシマコブのことはなんとなく名前は聞いたことがありましたが、どのようなものなのかは知りませんでした。

弟がいうには、「５種類（アガリクス、メシマコブ、鹿角霊芝…）のキノコのエキスが入っていてその中の１つひとつのβ－グルカンの含有量が高く、さらに複合されていることでより高い相乗効果が生まれるというのです。

しかも100％天然物で出来ている為、副作用もなくβ－グルカンの作用で免疫力が高まり、がん細胞をやっつけてくれるらしいのです。

私は半信半疑ながらも複合活性アガリクスを飲んでみることにしました。


すると飲み始めてから3週間ほどすると、退院してからも続いていた腹痛の起こる頻度が少なくなってきて以前ほどの痛みもないのです。これは効いているかもしれない。そして飲み始めて2ヵ月も経ったころには、腹痛は完全に治まり背中の痛みもありませんでした。そして何より体調がいいのです。

退院してから酒とタバコはさすがに辞めましたが、ゴルフは以前と変わらず続けております。また、再発させないためにも複合活性アガリクスを飲み続けようと思います。

食道がん

孫娘が私を心配して見つけてくれた

77歳　女性／埼玉県・鳥居静江さん

私は3年前に主人を亡くし、それ以降は長男夫婦と一緒に暮らしています。孫たちにも囲まれて、とても幸せでなにひとつ不自由のない生活を送っていました。

ところが、秋口頃から喉に痛みを感じるようになり、特に食事の際には喉につかえて苦しむようになりました。嫁も気を使ってくれて、雑炊やお粥を中心にした献立にしてくれましたが、喉の痛みがどうにも気になってしょうがありません。

そこで、息子が心配して病院の検査を予約してくれました。私の年齢のこともあり、家族はもしかしたら、と嫌な予感はしていたそうです。

そして、検査の結果は「食道がん」ということでした。

それからは検査入院となり、1日中、病院のベッドで横になり、点滴のスタンドを抱え

食道がん

77歳　女性
埼玉県・鳥居静江さんの場合

秋	2週間	3週間	1カ月後	2カ月後
喉に痛みを感じる **検査の結果・食道がん判明** **〈入院〉**	抗がん剤治療開始 副作用始まり気分が良くない 複合活性アガリクス飲み始める	飲んだ翌日吐き気が消えた 食欲も衰えず食べることが楽しみ 体調がよくなる痛みが消える	**がんが縮小**していると医師の言葉 腫瘍マーカーも下がり正常値近く	**〈退院〉** 以前と同じ生活に戻る

健康維持で飲んでいます

複合活性アガリクス

てトイレに行くような入院生活がはじまり、２週間ほどすると抗がん剤治療が始まりました。副作用のせいか気分はあまりよくありませんでしたが、そんな時に孫娘が「これ飲んでみて」といって複合活性アガリクスという健康食品を持ってきてくれました。

孫娘が私を心配してせっかく見つけてくれたのですから、試してみることにしました。しかし、水さえも喉を通らないような時がたまにあるので、白湯で溶かし口に含んでみることにしました。少し苦みはありましたが、驚いたことにその水溶液はむせることなく喉を通過したのです。

翌日は目覚めがとてもよく、吐き気や頭痛が消えていました。

その後も抗がん剤と併用して複合活性アガリクスを飲み続けたところ、副作用もなく食欲も衰えずに食べることが楽しみになるくらいでした。

こうして１ヵ月が過ぎ再検査ではがんが縮小していると医師がいいます。腫瘍マーカーの数値も下がり始め正常値に近くなってきました。

孫娘が時折、見舞いに来てくれて「お婆ちゃん顔色が良くなったね」といってくれます。そして治療が終わり、再び家に帰ることができました。退院後は以前と同じように、家族みんなで食事をしています。

食事の席で孫娘が今度また家族みんなで旅行に行こうといっています。

私はとても楽しみにしています。こんなに優しく育った孫娘を誇りに思うと同時に、感謝の気持ちでいっぱいです。

大腸がん

気休め程度で試してみたらそれがよかった

63歳　男性／奈良県・戸田栄治さん

父のS状結腸に5センチほどのがんが見つかったのは、半年前のことでした。その後、精密検査で胃や腎臓にも転移して広範囲にがんが散らばっているので、手術はできないと診断を受けました。しかし父にその事を伝えることはできませんでした。

その前から家にいても横になっていることが多く、顔も身体も日増しに痩せ細ってきているような気がして、もしかしたらとは思っていました。

それにしても「半年もてば…」と言う医師の宣告は想像もしていませんでした。病院からは、入院して抗がん剤治療を受けるようにいわれましたが、治る見込みが薄いのなら、自宅で静かに過ごさせてあげたいというのが家族の願いでした。

大腸がん

63歳　男性
奈良県・戸田英治さんの場合

	3週間	2カ月後	3カ月後	5カ月後
S字結腸がんが見つかる 精密検査の結果は胃・腎臓転移 手術ができない状況と言われる 自宅療養	複合活性アガリクス飲み始める 顔色が良くなり食欲も出る	病院の再検査でがん縮小 **入院・がん切除手術** 抗がん剤治療開始 副作用なし	**〈退院〉** 通院治療	検査で**転移や再発の恐れなし** 手術の後遺症もなく元気

手術までの間は毎日欠かさず飲む

複合活性アガリクス

家に帰ってきたからといっても特別になにかをする訳でもありませんし、家族みんなもあきらめていたと思います。

そんな時に複合活性アガリクスのことを知りました。少しでも免疫力がつくのであれば、「何もしないよりはいいか」と気休め程度で試してみることにしました。

しかし、それが良かったのです。毎日、山ほどの薬を飲むついでに一緒に複合活性アガリクスを飲んでもらいました。飲み始めて３週間ほど経った頃から、父の顔色が薄いピンク色に変わったことに気が付き、今までほとんど手を付けなかった食事も残さず食べているのには驚きました。

そして2ヵ月後に病院で再検査を受けました。すると胃や腎臓に転移していたがんは縮小していて、手術が受けられるというのです。

手術までの間は毎日欠かさず複合活性アガリクスを飲み続けました。

３時間ほどの手術は腸の一部を切除し、また縫い合わせるという手術だったらしく無事に完了しました。

その後、抗がん剤を投与しましたが、心配していた副作用もなく、1ヵ月の入院で退院することができました。

しばらくは通院して治療を受けていましたが、現在は2ヵ月に1度、検査に行くだけです。心配していた、転移や再発もなく元気に過ごしています。病気するまでは便秘で苦しんでいた父ですが、今では手術の後遺症もなく快調に出ているようです。

前立腺がん

せっかく手にした老後の人生を楽しむ

65歳　男性／東京都・海野貫一さん

小便へ行く回数が増え夜中もトイレへ2～3回起きるようになったので、糖尿の始まりかなと思い軽い気持ちで病院へ行きました。

内科から泌尿器科にまわされ検査を繰り返しおこなったすえ、前立腺がんと診断を受けたのです。あまりのショックで目の前が真っ暗になりました。

しかもA～Dまである病期のうちCだというのです。そして医師から放射線による治療と、抗がん剤治療をするという説明を受けました。

しかし､以前に友人ががんになり手術や抗がん剤治療を受けて、衰弱していって亡くなった姿を見ておりましたので、絶対に放射線そして抗がん剤は受ける気にはなれませんでした。

それともうひとつ定年になったら、妻と2人で田舎暮らしをしたく山梨県に家と少しば

前立腺がん

65歳　男性
東京都・海野貫一さんの場合

判明	糖尿検査の軽い気持ちで病院へ 泌尿器科検査で**前立腺がんC判明**
2週間	複合活性アガリクス飲み始める 体の調子がいい
1カ月後	引っ越し先の山梨の病院で再検査 病期が発見時のCからBに 抗がん剤治療はせず経過観察
2カ月後	病院の検査で数値が下がる 毎月検査数値は正常値近くに
6カ月後	**前立がんほとんど消える** 健康を実感しています 月1回の検査で数値安定

複合活性アガリクス

私も妻も毎日
欠かさず
飲んでいます

かりの畑を購入してあり、そこへ引越しをすることになっていましたので、落ち着いて治療する暇もなかったのです。

その旨を医師に話すと、「山梨県の病院で診てもらってください」といい検査結果を渡されました。

それから数日後知人に教えてもらい複合活性アガリクスのことを知りました。飲み始めて2週間ほどしてから引越しをしました。

引越しも終わり一段落してから気が付いたのですが、かなりの重労働だったにもかかわらずそれほど疲れが残っていませんでした。しかも夜中にトイレへ行く回数が少なくなりました。

山梨県へ来て1ヵ月が経ち、やっと落ち着いたところで病院を訪ねました。

東京の病院での検査結果を渡して、前立腺がんと診断されたことを話すと、さっそく検査をすることになりました。

検査の結果、たしかに前立腺がんはあるけれども、病期はBだというのです。

医師は「抗がん剤と放射線治療をしましょう」といいます。それでも私はもう少し時間をもらうことにしました。その理由は病期がCからBになったのは、ずっと飲んでいる複合活性アガリクスの効果かもしれないと思ったからです。

それからも複合活性アガリクスを飲み続け、毎月病院で検査を受けました。すると月を追うごとに数値が下がっていきました。

そして、複合活性アガリクスを飲み始めてから半年後の検査で、ほとんどがんが消えていたのです。医師には複合活性アガリクスを飲んでいることも、もちろん話はしておりますが信じていませんでした。

しかしどう考えても他に思い当たるものがありません。あと思い当たるとしたらストレスなく好きな畑仕事をしていることくらいです。

しばらくは毎月病院の検査を受けることとなりますが、せっかく手にした老後の人生を楽しんでみたいと思います。

いつまでも健康でいられるために、私も妻も毎日欠かさず複合活性アガリクスを飲んでいます。

膀胱がん

抗がん剤の副作用もなく手術せずに退院

44歳　息子／神奈川県・中村正則さん

私は3年ほど前に主人を胃がんで亡くしてから、息子夫婦と一緒に暮らしています。

主人を亡くしてからは健康に気を使うようになり、メシマコブを飲用していました。値段が高いのですが、健康には変えられないという理由で、息子夫婦と私と毎日飲んでいました。

息子は広告代理店の営業マンをしています。そんな息子は仕事が忙しいらしく、1週間に2日～3日しか家で夕食を食べず、その他の日は外食というような生活を送っていました。

ある休みの日、息子夫婦が何やら深刻な顔をして話しをしているので、聞いてみると息子が朝トイレに行った時に血尿が出たというのです。

翌日、会社を休ませ嫌がる息子を嫁と二人、朝一番に病院へ行かせました。

膀胱がん

44歳　男性
神奈川県・中村政則さんの場合

	1週間	1カ月後	2カ月後
息子が朝のトイレで血尿が出る 翌日病院に行かせる	**〈検査結果は膀胱がん〉** 手術前の抗がん剤投与開始 複合活性アガリクス飲み始める 副作用なし	検査結果で**がん腫瘍小さくなる** 抗がん剤治療も副作用なし	検査結果で**がん消滅**判明 手術せずに済む
	複合活性アガリクス →	複合活性アガリクス →	複合活性アガリクス →

それからしばらくしたある日、息子が早々と会社から帰って来ました。病院で検査の結果を聞きに行きそのまま帰宅したのです。

そして息子から検査結果を聞き私も嫁も一気に暗くなりました。何と膀胱がんの疑いがあるので、入院してもう一度精密検査を受けなくてはいけないとのことです。

そして入院して検査の結果、左尿管と膀胱の付け根の2ヵ所にがんがあることがわかりました。私は息子と嫁を病院へ残し、家へ帰る途中に自然食品のお店をしている友人のところに立ち寄りました。

その友人がいうにはメシマコブ単体ではなかなか効果がでないとのこと。5種類のキノコのエキスが入った複合活性アガリクスが注目されているということで翌日に早速、取り寄せて息子に飲ませてみました。

最初、医師からは「抗がん剤で少し様子を見てから尿管の一部と膀胱のがんを取る手術が必要」といわれていたのですが、複合活性アガリクスを飲み始めてから体調も良くなって元気になり、検査の数値もぐんぐん良くなっていきました。抗がん剤を始めて1ヵ月後がんが小さくなってきていると、医師にいわれました。

さらに、抗がん剤を始めて2ヵ月が経つとがんが消えているというのです。

抗がん剤の副作用もほとんどなく手術はせずに済みました。

もちろん抗がん剤でがんが消えたと思いますが、複合活性アガリクスのおかげでもあると、私は思っています。

私も3年前に主人をがんで亡くしてがんという病気を恐れていましたが、この複合活性アガリクスにめぐりあえて勇気がでました。

〈電話対応記録〉

ここからは、取材協力を頂いた「複合活性アガリクス研究会」に寄せられた、お電話対応記録の一部をまとめたものです。

平成22年4月から平成28年3月日までお電話でのご報告です。

【大腸がん】

―佐賀県　男性―

・平成22年4月28日　平成20年に「大腸がん」との診断結果を受け、抗がん剤による治療を約2ヵ月間続けました。無事終了しましたが再発・転移にかなりの不安がありましたので、再発防止のために複合活性アガリクスを飲用することにしました。

・平成23年12月12日　おかげさまで現在も、再発しておりません。先日、肝臓がんで手術を受けた友人にも複合活性アガリクスを勧めました。飲み始めて1ヵ月足らずですが、「血液検査の結果も安定している」という連絡が入りました。

・平成26年1月15日　術後5年以上たった今も、とても元気に過ごしています。でもやはり転移も再発も心配なので、これからも複合活性アガリクスを飲み続けていきます。友人もずっと飲んでいるということです。定期検査の数値も安定しており体調も良いということでした。

石川県　男性

・**平成24年5月**　大腸がんの治療が終了したので複合活性アガリクスを飲み始めることにしました。

・**平成26年6月**　定期的に受けていた検査も順調でしたが、治療が終わり2年経過した検査の結果も異常なしでした。これからは半年に1回の検査でいいといわれ安堵しています。

・**平成27年7月**　大腸がんの手術を終えて、3年が経ち検査結果も毎回異常なしが続いています。体調も良くてとてもうれしいです。

三重県　男性

・平成28年3月　平成26年2月に大腸がんの手術を受けました。定期検査ではずっと異常なかったのですが、２年が経過してから腫瘍マーカーの数値が上昇して再発転移が疑われるとの診断を受けましたので複合活性アガリクスを飲み始めることにしました。

・平成28年6月　飲み始めて２ヵ月。検査の結果腫瘍マーカーの数値が下がっていました。治療方針はまだ決まっておりませんが、複合活性アガリクスを続けて飲んでみようと思います。

愛知県　男性

・平成28年5月　以前に大腸がんの治療を受けましたが再発してしまいました。医者から手術を勧められていますが、人工肛門になることに抵抗を感じております。その後、体もだるく、軽いうつ病になってしまいました。試しに複合活性アガリクスを飲み始めたのですが、飲み始めてから体が軽くなりうつ病もだいぶ良くなりました。病院の検査でもある程度落ち着いているとのこと、体調がとても良いのでこれからも飲み続けていきます。

【乳がん】

――滋賀県　女性――

・**平成24年8月8日**　現在乳がんのために、抗がん剤の治療をしております。副作用がキツく、吐き気やめまいが酷いので複合活性アガリクスを飲んでみたいと思います。

・**平成24年9月6日**　本当に複合活性アガリクスを飲み始めてから、うそのように抗がん剤の副作用がなくなりました。

・**平成25年2月26日**　抗がん剤の治療が終了してからも、毎日複合活性アガリクスを飲んでおります。体調も良く毎日を過ごしております。

・**平成25年12月19日**　退院して1年以上になる現在、再発も転移もしていません。定期検査を受けるそのたびにドキドキはしますが、心のどこかに自信があります。

岐阜県　女性

・**平成25年8月9日**　現在乳がんでホルモン療法を続けています。これからも、このホルモン療法を5年間は続けなければならないのですが、副作用が酷いので困っております。副作用が少しでも軽減すればと思って複合活性アガリクスを飲んでみたいと思います。

・**平成25年11月10日**　複合活性アガリクスを飲み始めてから、徐々に副作用が減り始めて1ヵ月目くらいで、副作用はなくなりました。

・**平成26年1月20日**　現在もホルモン療法を続けておりますが、おかげさまで体調も良く、療法が苦になりません。

北海道　女性

・**平成27年4月**　乳がんのⅡAで抗がん剤治療中です。8回中3回が終了しましたが副作用がひどく、何とか抑えたいと思い複合活性アガリクスを飲み始めました。

・**平成27年5月**　おかげさまで複合活性アガリクスを飲み始めてから副作用が嘘のようになくなりました。以前は食欲もなかったのですが、複合活性アガリクスを飲み始めてからは食事がとれるようになり、元気になったのが実感できます。治療が終わっても再発防止のために続けていきます。

【肺がん】

北海道　男性

・**平成25年11月26日**　平成25年11月上旬に肺がんとの診断結果を受け、約3ヵ月間治療のため入院します。転移が不安なので、入院中は話に聞いていた複合活性アガリクスを飲むことにしました。

・**平成26年1月27日**　複合活性アガリクスを飲み始めてしばらくすると、痰がよく出るようになり、痰が少なくなるのと合わせて、体調が良くなり現在は痰もでなくなりました。

・**平成26年3月**　無事に退院の運びとなり、定期検査でも異常なしです。

佐賀県　男性

・平成27年1月　複合活性アガリクスを飲み始めてから抗がん剤の副作用はなくなりました。もっと早く飲んでいればよかったと思います。おかげ様で、もう少しで抗がん剤の治療も終わります。

【結腸がん】

秋田県　女性

・平成28年1月　結腸がんステージⅡで手術で摘出しました。現在普通に自宅で生活していますが、再発や転移が心配なので複合活性アガリクスを飲み始めました。

・平成28年6月　複合活性アガリクスを飲み始めて5ヵ月経ちます。病院での定期検査では心配していた再発転移の兆候はないそうです。

【肝臓がん】

――鳥取県　男性――

・平成27年6月　肝臓がんと告知されてから複合活性アガリクスを飲み始めましたが、病院の検査でも肝臓がんが前回の検査時よりも半分くらいの大きさに縮小していて、ほかに転移していたがんも小さくなっているということで一度複合活性アガリクスを飲むのをやめておりましたが、体調が悪くなり血小板や白血球の数値が悪くなってきました。改めて複合活性アガリクスを飲み始めたところ数値も正常値近くまで戻り体調もとても良いです。しばらく続けます。

【卵巣がん】

――神奈川県　女性――

・平成26年10月　私は10年前に胃がんの治療を終えて、現在は通常の生活をしていますが、娘が卵巣がんの疑いがあるとのことで複合活性アガリクスを2人で飲んでいます。

・平成27年3月　娘も卵巣の手術を予定していたのですが、飲み始めてから体調がよくなり手術をしなくてもよくなりました。私も、複合活性アガリクスを飲み始めてから体調がよく体がとにかく楽です。

付録

がんの再発・転移を防ぐ生活習慣の改善

国立がん研究センターがん予防・検診研究センターが日本人を対象とした疫学調査などを含めた研究方法を新たにまとめた「がんを防ぐための新12か条」があります。新12か条では、・焦げた部分は避ける・カビの生えたものに注意・日光に当たりすぎない・体を清潔にという項目が消え、たばこに対する副流煙の項目や具体的な指示が増えています。これは、がんの再発・転移を防ぐための生活習慣の改善にもつながりますので参考までにご紹介します。

1条　タバコを吸わない

タバコとがんの関係はよく知られています。喫煙者が肺がんになる確率は吸わない人の7倍、咽頭がんに至っては90倍以上という報告もあります。

2条　他人のたばこの煙を避ける

喫煙者が直接吸い込む主流煙よりも副流煙（たばこの先から出る煙）に含まれる有害物質のほうが多く人の健康に悪影響を及ぼします。

3条　お酒はほどほどに

大量飲酒は、肝臓がんや食道がんの危険因子ですが、がん治療が終了した後も再発・転移の危険因子であることに変わりありません。

4条　バランスの取れた食生活を

食事は偏食せずにまんべんなくバランスの取れた多種類の食品を取ることで、食物中の発がん物質の作用を相殺していくことができます。

5条　塩辛い食品は控えめに

塩分の取りすぎは胃がんに、熱いものは食道がんになりやすいことが知られていますが、再発・転移がんの防止のためにも食習慣を変えましょう。

6条　野菜や果物は不足にならないように

野菜や果物に含まれる成分にはがん予防効果のあるものが多く含まれています。がんだけでなく循環器系の疾患予防にも不足しないように食べましょう。

7条　適度に運動

これも今までの生活習慣を変える意味でも1日60分程度の歩行と、週1回は60分程度の息がはずむ早歩きかジョギングを実行しましょう。

8条　適切な体重維持

中高年男性はＢＭＩが21～27。中高年の女性は21～25の範囲内にコントロールしましょう。ＢＭＩ（体重kg÷（身長m×身長m）身長はメートル換算で。）

9条　ウイルスや細菌の感染予防と治療

地域の保健所か医療機関で肝炎ウイルスやピロリ菌の検査を受けましょう。がんの治療を受けている人は免疫機能が衰えていますから要注意です。

10条　定期的ながん検診

治療が終わってもがんという病気には完治がありません。がん細胞はいつでも再発・転移するスキを狙っていますので定期検診を受けることが大切です。

11条　体の異常に気付いたらすぐ受診を

やせる、顔色が悪い、貧血がある、下血やおりものがある、咳が続く、食欲がないなどの症状に気づいたら、躊躇せずに受診しましょう。

12条　正しいがん情報でがんを知ることから

がんに対する情報は「がん研究振興財団」のホームページを開いて参照してみてください。

がんは一つの要因で発生するのではなく多くの要因が重なり合って発生する病気です。前述の「がんを防ぐための新12か条」のうち4項目にわたり食生活のことが取り上げられています。このことからもわかるようにがんの発生は長年の生活習慣とくに食事に関係することが多いということがわかります。

今までの生活習慣を変えるためにも改善を心がけましょう。

免疫力を高める食品

アメリカの国立がん研究所で長年の疫学的研究データに基づいてがん予防に効果のある植物性食品（主に野菜や果物などの約40種類）をピラミッドの表にまとめたもので「デザイナーフーズ」といいます。

免疫力を高める効果がある順にピラミッド型に表記したもので、がん予防に最も効果が高いとされるものは1段目のニンニクで、キャベツ・甘草・大豆・ショウガ・ニンジン・セロリなどが続きます。２段階目にはタマネギ・茶・ウコン・玄米・柑橘類はオレンジ・レモンなど・ナス科のトマト・ピーマンなど・アブラナ科のブロッコリー・芽キャベツなど、３段階目にメロン・バジル・キュウリ・ジャガイモ・大麦・ベリー類などが挙げられています。

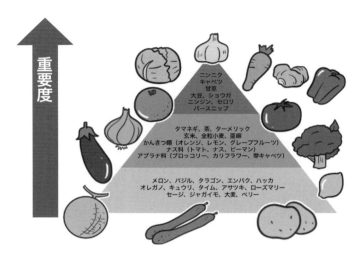

にんにく

にんにくは、「デザイナーフーズ・ピラミッド」で最上位に位置付けられているほど優秀な野菜です。病気や老化を招く活性酸素を抑制する強力な抗酸化作用があります。

キャベツ

にんにくに次ぐ、キャベツには、強いがん抑制効果と発がん物質を抑制するという酵素やビタミンC、ビタミンUが豊富に含まれています。

カンゾウ

甘草は、古くから漢方薬に使用されるほど薬効に優れています。甘草に含まれるグリチルリチンとフラボノイド類は白血球の活性などに効果があります。

大豆

大豆に含まれるイソフラボンアグリコンは免疫力の増強に加えて、がん細胞の増殖を抑え、がん治療の放射線による免疫低下を防ぐ作用があります。また、抗菌作用にも優れています。

にんじん

にんじんはカロテンが豊富に含まれています。カロテンは体内でビタミンAに変化し、免疫力を高めます。にんじんの葉にもカロテン、ビタミン、カリウムなどの栄養素が豊富なので、できれば無農薬の葉付きにんじんをおすすめします。

生姜

体を温めてくれる野菜というイメージが強いですが、それだけでなく生姜には、免疫力を高める高い抗酸化力があり50種類以上の抗酸化成分が多く含まれています。

セロリ

ビタミンAやカリウム、食物繊維を豊富に含んでいる野菜で抗酸化力が高く、血液をサラサラにしてくれるので積極的に摂りいれたい野菜です。

パースニップ（白ニンジン）

ニンジンに似た香りがあり、味は淡白。甘みとわずかな苦味があるようです。疲労回復、皮膚や粘膜の健康維持、抗酸化作用、動脈硬化予防、皮膚や血管の老化予防、免疫力を高めるなどの働きがあります。

これらの食べ物は免疫力を高めるほか、生活習慣病を改善する作用もあります。これらの食品を積極的に利用して免疫力、抗酸化力を高めて健康な毎日を過ごしましょう。

腸を健康にして免疫力のアップのレシピ

普段食べている食べ物や飲み物から栄養を吸収する器官ですが、身体に存在している免疫細胞の約70％は腸に集中している重要な免疫器官なのです。

これまで免疫細胞の活性が、がんの再発・転移を防ぐ大事な要素であることを何度も述べてきましたが、それらの免疫細胞も不規則な生活や偏った食生活でストレスをためると、腸内環境が乱れ便秘になったりパイエル板の免疫細胞の免疫力を低下させることが分かっています。ここでは腸内環境のバランスを整えて免疫細胞の活性を高めるおなかに優しいレシピをご紹介します。

かぼちゃと小豆の煮物

食物繊維　6.4g
エネルギー　180kcal

■材料（2 人分）

かぼちゃ	1/4
小豆	50g
砂糖	大さじ 2
醤油	小さじ 1
塩	少々
だし汁	適量

《作り方》

1. 小豆の 4 倍の水を入れ煮立ったら湯を捨て同量の水を入れてやわらかくなるまで弱火で煮て取り出しておく。
2. かぼちゃはタネを取り除き、くし形に切ってから角切りに。
3. かぼちゃが浸るくらいのだし汁を入れ、やわらかくなるまで煮る。
4. 取り出しておいた小豆を加え砂糖を入れて煮る。
5. 煮汁がなくなる前に醤油、塩を入れ、煮詰める。

明日葉と大豆の天ぷら

食物繊維　2.8g
エネルギー　170kcal

■材料（2 人分）

明日葉	40g
ゆでた大豆	40g
〔天ぷらの衣〕	
小麦粉（薄力粉）	1/2 カップ
片栗粉	小さじ 1
卵	1/2 個
油	適量

《作り方》

1. 明日葉を水で洗い茎を除いて水分を拭き取っておく。
2. 鍋に揚げ油を注ぎ熱しておく。
3. 天ぷらの衣を材料で作る。
4. 大豆に軽く小麦粉をまぶす。
5. 明日葉に衣をつけその上に大豆をのせる。
6. 約 170℃の油で両面をこんがり揚げる。

切り干し大根のナムル

食物繊維　8.6g
エネルギー　140kcal

■材料（2人分）

切り干し大根	30 g
ゆでぜんまい	60 g
みりん	小さじ2
醤油	小さじ2
ホウレンソウ	1/2束
白ゴマ	小さじ1
〔調味料〕	
おろしにんにく	少量
白すりゴマ	大さじ1
ゴマ油	小さじ2
酢	小さじ2
コチジャン	小さじ1

《作り方》

1. 切り干し大根を水洗いし水に15分つけておく。
2. ホウレンソウを軽くゆで水にさらしてから水切りしておく。
3. 切り干し大根とぜんまいに下味をつけてゆで冷ます。
4. 調味料を混ぜ合わせ2と3を和えて器に盛る。上から白ゴマを散らす。

ワカメとレンコンの酢の物

食物繊維　4.0g
エネルギー　55kcal

■材料（2人分）

レンコン	100 g
生ワカメ	50 g
ラディッシュ	2～3個
〔調味料〕	
酢	大さじ2
砂糖	大さじ1
醤油	小さじ1

《作り方》

1. レンコンは皮をむき薄切り酢水につけておく。
2. 生ワカメは塩を落とし水に入れ戻したら一口大に切っておく。
3. ラディッシュは薄く切っておく。
4. 湯を沸かし酢を入れレンコンをさっとゆで冷ましておく。
5. 調味料を混ぜ材料を和えて味がしみ込んだら盛りつける。

コンニャクの炒り煮

食物繊維　4.4g
エネルギー　180kcal

■材料（2人分）

コンニャク	小1枚
鶏もも肉（皮なし）	100g
根ショウガ	1かけ
酒	小さじ2
長ネギ	1本
三つ葉	少々
サラダ油	小さじ1
〔調味料〕	
三温糖	小さじ2
醤油	大さじ1
一味唐辛子	少々
胡麻油	小さじ1
酒	大さじ1
だし汁	大さじ3

《作り方》

1. コンニャクは一口大にちぎり水から下ゆでしておく。
2. 鶏もも肉も一口大に切り、おろしショウガを入れた酒に漬けておく。
3. 長ネギはぶつ切りにする。
4. サラダ油をフライパンに熱し鶏もも肉を炒めコンニャクとネギを入れ炒める。
5. だし汁と酒・三温糖・醤油を加えてさらに炒め、ネギに火が通ったら胡麻油、三つ葉をちらして一味唐辛子をふりかける。

サトイモのゴマ和え

食物繊維　7.0g
エネルギー　160kcal

■材料（2人分）

サトイモ	小10個
黒ゴマ	大さじ1
砂糖	大さじ1
醤油	小さじ2

《作り方》

1. サトイモの皮をむき一口大に切り、塩でぬめりを取りゆでる。
2. 黒ゴマを炒ってすり鉢ですり砂糖、醤油とあわせる。
3. サトイモに2を和えたら器に盛りつける。

山海納豆

食物繊維　4.4g
エネルギー　150kcal

■材料（2人分）

納豆	2パック
イカ（刺身用）	100g
オクラ	4本
長ネギ	1/4本
とんぶり	大さじ1
〔かけ汁〕	
醤油	大さじ1
だし汁	小さじ1
わさび	適量

《作り方》

1. 刺身用イカを細切りにする。
2. オクラを塩ゆでし、冷まして薄切りにする。
3. 長ネギも薄切りに。
4. 納豆を混ぜ合わせ器に盛り、かけ汁をかけてわさびを添える。

モロヘイヤのおひたし

食物繊維　2.0g
エネルギー　20kcal

■材料（2人分）

モロヘイヤ	1袋（約50g）
醤油	大さじ1/2
だし汁	大さじ1
塩	少々
おかか	少々

《作り方》

1. モロヘイヤをよく洗っておく。
2. 湯の中にひとつまみ塩を入れゆでる。
3. 水にとって冷まし、茎の部分を除いてカットする。
4. だし汁と醤油で混ぜ合わせ器にもりおかかをふる。

エノキのタラコ和え

食物繊維　4.5g
エネルギー　64kcal

■材料（2人分）

エノキ茸	1袋
タラコ	1/2腹
酒	大さじ1
醤油	小さじ2
サラダ油	小さじ1
焼き海苔	少々

《作り方》

1. タラコは中身を出し酒をふってほぐしておく。
2. エノキ茸は根元を切り落としほぐしておく。
3. フライパンに油を熱しエノキ茸を酒、醤油で炒めタラコを入れてさっと炒める。
4. 盛り付けて海苔をちらす。

さやいんげんのピーナツ和え

食物繊維　2.6g
エネルギー　90kcal

■材料（2人分）

さやいんげん	1束
ピーナッツ粉	大さじ1
三温糖	小さじ2
醤油	大さじ1弱
だし汁	大さじ1
ピーナッツ	10粒

《作り方》

1. さやいんげんを洗い切りそろえる。
2. 湯に塩ひとつまみ入れ、いんげんを色良くゆで冷ます。
3. ピーナッツ粉と調味料をあわせ合えたら器に盛りピーナッツを刻みかける。

人参とクルミのサラダ

食物繊維　1.6g
エネルギー　120kcal

■材料（2人分）

人参	1/2本
レーズン	大さじ1
くるみ	5、6粒
〔ドレッシング〕	
オリーブ油	大さじ1
リンゴ酢	大さじ1
塩	小さじ1/2
胡椒	少々
砂糖	小さじ1/2

《作り方》

1. 人参は皮をむいて千切りにしておく。
2. 人参をゆでレーズンを乗せ湯切りして冷ましておく。
3. ドレッシングを作って、刻んだくるみを混ぜ加える。
4. 冷蔵庫に入れ味がしみ込んだら盛り付ける。

ごぼうとアボカドのサラダ

食物繊維　5.6g
エネルギー　190kcal

■材料（2人分）

アボカド	1個
ごぼう	中半分（100g）
〔ドレッシング〕	
酢	適量
マヨネーズ	大さじ2
醤油	大さじ1
レモン	半分

《作り方》

1. アボカドは2等分して食べやすい大きさに角切り。
2. ごぼうは、汚れを良く洗い流し皮つきささがきで水にさらす。
3. ささがきしたごぼうを熱湯でサッとゆでる。
4. 水気を切ったごぼうをドレッシングで合える。
5. 食べる前にアボカドを入れてレモン汁を入れる。

おわりにかえて

がんを宣告されてがんの標準治療（手術、抗がん剤、放射線）が開始されます。がん腫瘍が取り除かれ、抗がん剤や放射線で症状が軽減し、数値が下がり、がん細胞が消滅したと判断されると医師は治療を終了します。

それが「寛解」です。寛解とは一時的に症状が軽くなったり消えたりしている状態のこと、このまま治る可能性もあり、場合によっては再発するかもしれないという曖昧な表現なのです。

生涯で2人に1人はかかるといわれる「がん」は、自分の細胞が変異して悪性腫瘍になるのです。その原因は、10年20年という長い悪しき生活習慣の積み重ねが作り上げた「がん体質」そのものです。

「がん体質」が生み出す自分の細胞ですから、たとえがんの塊だけを取り除いたとしても、がん細胞の芽は健康な細胞に紛れて逃げ延び、体のあちこちに隠れてすきを狙っています。

そして、免疫力が弱った臓器を見つけると取りつき、がんを再発させたり別の場所に転移したりを繰り返す厄介な病気です。

寛解に至っても、がん細胞が再び増え始めたり、残っていたがん細胞が別の部位に転移したりする可能性があるため、寛解の状態が続くようにさらに治療を継続したり、定期的に検診を繰り返すわけです。つまり「完治」ではないということです。

本書でも繰り返し述べておりますが、あなたが、がんをしっかりと治したいのであれば、生活習慣を変え、がんの芽を排除する力である免疫力を高め「がん体質」を改善していくことです。これこそが、「がん完治」を目指す確実な方法だといえます。

もしも、今あなたががんの治療中や寛解といわれた後であれば、本書でご紹介している免疫活性食品の複合活性アガリクスやがん抑制効果のある食品、レシピなどを参考にして「がん体質」と決別していただきたいと思います。日頃から免疫力を高めておくことは、がんの再発・転移を止めるためにもっとも有効な手段なのです。

●本書の内容に関するお問い合わせは
ごま書房新社健康シリーズ編集室まで
お願い致します。
TEL 03－3905－4723

がんを再発・転移させない
免疫活性力

編　　者	生活情報研究会
発 行 者	池田 雅行
発 行 所	株式会社 ごま書房新社 〒101-0031 東京都千代田区東神田 1-5-5 マルキビル 7F TEL 03-3865-8641（代） FAX 03-3865-8643
デザイン・DTP	田中 敏子（Beeing）
印刷・製本	創栄図書印刷株式会社

ISBN978-4-341-08726-5 C0047